# Dieta Vegana

Deliciosas recetas a base de plantas que lo ayudarán a controlar su nivel de azúcar en la sangre

*(Recetas para una deliciosa dieta vegana para vegetarianos y crudiveganos)*

**Ulysses Donovan**

# TABLA DE CONTENIDOS

# Introducción

Quiero expresar mi gratitud y agradecimiento por haber comprado el libro "Cuando Eres Vegano y Tu Pareja No".

El veganismo es un estilo de vida que se centra en todo, no solo en la alimentación. La gente que lleva esta forma de vida intenta eliminar tanto como sea posible todas las formas de explotación y crueldad animal de su vida diaria, ya sea para obtener alimentos, ropa u otros objetos.

Hay muchas maneras de convertirse en vegano. Sin embargo, todos los veganos tienen en común que se abstienen de consumir carne, lácteos, huevos o miel. Además, se abstienen de consumir productos como el cuero y marcas de cosméticos que han sido sometidos an experimentos en animales.

Las razones por las que una persona adopta el veganismo varían. Una persona elige transicionar an esta filosofía de vida con frecuencia debido a su compasión y empatía hacia el sufrimiento de los animales.

La proliferación de accesorios de moda, prendas de vestir, maquillaje, productos de limpieza, alimentos que provienen de animales y productos que fueron probados en animales parece ser infinita, lo que a veces dificulta adoptar el veganismo. Afortunadamente, hay muchas opciones veganas accesibles y fáciles de obtener en la actualidad.

Las personas veganas también enfrentan limitaciones en su vida social. A sus seres queridos les cuesta comprender su nuevo estilo de vida, por lo que a menudo son desconfiados, escépticos y no saben adaptar sus comidas al paladar vegano. Cuando se trata de una relación romántica donde uno de los miembros de la pareja es vegano y el otro no lo es, esta dificultad se vuelve más difícil.

Una de las experiencias más emocionantes que puedes vivir es abrir tu corazón para conocer a alguien nuevo. Sin embargo, hay momentos en los que el proceso presenta desafíos. Al principio, inviertes tiempo y energía para conocer a la otra persona y pasar tiempo juntos, notando si su personalidad te agrada o no.

Luego, si son compatibles, la relación se desarrolla, se desarrolla y finalmente deciden convivir. Por lo tanto, la atracción es excelente, excepto por un detalle: tú eres vegano y tu pareja no. ¿Qué estás haciendo en este momento?

Sí, somos conscientes de que se trata de una situación complicada de resolver.

Cada persona debe ser fiel a sus propios principios, pero si la relación es excelente en todo sentido, es posible que puedas mantener la relación a pesar de que tu pareja tenga diferentes preferencias alimentarias. Esto no significa que vivir con una persona omnívora no requiere trabajo y paciencia, pero puede hacer que la pareja funcione con algunos lineamientos básicos.

En algunos casos, lo que es importante para ti se vuelve importante para tu pareja cuando estás con otra persona. Incluso los omnívoros más estrictos o aquellos que nunca han considerado los derechos de los animales pueden cambiar cuando alguien le enseñe el veganismo con respeto y tranquilidad. Claro que esto no siempre ocurre, y es posible que tu pareja no quiera cambiar sus hábitos.

# Cómo Alimentar An Un Bebé Que Sigue Una Dieta Vegana

Un bebé debe comer primero la leche materna. Los bebés amamantados mejoran su sistema inmunológico y reducen el riesgo de alergias e infecciones. Además, la leche materna contiene compuestos esenciales que los bebés necesitan, que no se encuentran en las fórmulas infantiles. Si opta por amamantar, asegúrese de obtener una cantidad adecuada de B12, ya que es fundamental para la salud de su bebé mientras amamanta.

¿Cuáles son los alimentos que debes evitar mientras amamantas?

Mientras amamanta a su hijo, preste mucha atención an obtener suficientes calorías y proteínas todos los días. Los alimentos vegetales son tan ricos en calorías que debes asegurarte de que no solo estés comiendo hasta que estés satisfecha, sino que también cumplas tus necesidades calóricas como madre que amamanta. Recuerda que, en última instancia, estás comiendo por dos.

¿Cuáles son los nutrientes esenciales para los bebés veganos?

Proteína: la proteína es el compuesto principal que ayuda al crecimiento, por lo que es crucial para tu hijo durante los primeros dos años, cuando está en su mejor momento de crecimiento. Pero debe consumirse en cantidades muy pequeñas, idealmente a través de la leche materna. La leche materna tiene apenas un 5% de proteína. Dado que las vegetales no refinadas como las verduras y los almidones tienen niveles mucho más altos de proteína, no hay este bajo nivel de proteína en ellos. Por lo tanto, la leche materna es una fuente inigualable de nutrientes para los bebés.

Hierro: el cereal de arroz y otros alimentos fortificados con hierro son excelentes primeros alimentos para los bebés después de destetados. Además, puedes hacer purés de alimentos como la calabaza, el ñame, los guisantes, las zanahorias, los frijoles bien cocidos, los cereales integrales y el tofu y crear tus propias fórmulas desde cero. Además, la mayoría de las frutas y verduras crudas son excelentes para la introducción. Las frutas y verduras en puré son especialmente útiles si tu niño tiene menos de 12 meses.

Fibra: Los alimentos con alto contenido de fibra hacen que los niños se sientan satisfechos antes de que lleguen a su ingesta diaria recomendada de vegetales y almidones sin refinar, lo que los hace sentir saciantes. Estos alimentos tienen niveles significativamente más altos de proteínas. Por ejemplo, las batatas tienen un contenido de proteína del 6%, el frijol un 28% y el arroz un 4%.

Omega 3: el cerebro es una de las partes del cuerpo que crece más rápido durante la infancia. Las plantas son la única fuente de alimento que permite que el cerebro produzca las grasas esenciales básicas (omega 3 y 6). Un error común es pensar que solo los animales pueden convertir los bloques de construcción basados en plantas en grasas (como el DHA y el EPA). Sin embargo, los bebés también pueden hacer lo mismo, y no se necesitan grasas animales.

## Instrucciones Para Una Dieta Cetogénica Vegana

Las semillas son una excelente merienda o desayuno. Absorben cualquier sabor que quieras añadirles. La combinación de una cucharada de semillas de chía con seis cucharadas de leche de coco sin azúcar y una o dos gotas de stevia es un refrigerio sin carbohidratos que no contiene nada de azúcar. Tendrás un pudín de chía instantáneo después de colocarlo en una taza pequeña y dejarlo reposar durante quince minutos.

Experimente con fideos Shirataki. Los fideos Shirataki tienen muy pocas calorías y carbohidratos. Está hecho de konjac, agua y una fibra que se puede masticar. Se venden en paquetes y tienen una textura gelatinosa. Simplemente cocine la pasta de la misma manera que lo haría con una pasta normal. Es una excelente opción de pasta, y aunque la textura puede parecer extraña, combina bien con una variedad de salsas.

Experimente con el glucomanano en polvo. El glucomanano es una fibra que sirve como espesante para muchos platos que normalmente requieren maicena. Es una excelente alternativa a la maicena debido a su alto contenido de fibra, su sabor neutro y su ausencia de gramos de carbohidratos.

Hacer ensaladas. Si tiene dudas, coma una ensalada grande porque la lechuga no tiene muchos carbohidratos. Ya sea para el almuerzo o la cena, las verduras son la base perfecta para una excelente ensalada cetogénica. Muchas de las recetas de este libro se pueden hacer con verduras frescas y aceite de oliva virgen extra.

Haz tu comida. Mantener una despensa completamente llena de alimentos cetogénicos veganos es esencial para mantenerse al día y tomar buenas decisiones. Los refrigerios fáciles y listos para comer, como los chips de coco sin azúcar, las nueces y el aguacate, pueden aliviar su hambre en poco tiempo. Prepare sus recetas favoritas para la semana y congele lo que pueda. Es más probable que tenga éxito con cualquier dieta si planifica con anticipación.

# Cómo Iniciar Un Régimen Cetogénico Vegano

La decisión es el primer paso para todo. Debes decidir y convencerte de que estás dispuesto a comenzar un estilo de vida cetogénico vegano. La primera semana fue un desafío. Tu cuerpo experimentará algo completamente nuevo y intentará reajustar su metabolismo. Aprender a comer grasas es crucial, pero es un proceso difícil. Durante la primera semana, la mayoría de las personas se sienten extremadamente cansadas y sin energía. Los suplementos pueden aliviar estos síntomas, pero la sensación puede ser un poco diferente con o sin ellos.

Reduzca gradualmente sus carbohidratos. Reducir gradualmente los carbohidratos significa reducir gradualmente el porcentaje de carbohidratos en sus comidas, en lugar de eliminarlos todos a la vez. Aprender a controlar su ingesta de carbohidratos y comprender la cantidad de carbohidratos presentes en los diferentes alimentos es un paso crucial. 20 g de carbohidratos al día son un buen punto de partida para una dieta cetogénica vegana. Ayudará a su cuerpo an entrar en un estado de cetosis si evita consumir más de 20 g al día.

Considere añadir grasa. Si realmente desea tener éxito en el estilo de vida cetogénico, tendrá que superar este miedo subyacente a las grasas. A la mayoría de las personas les resulta más fácil reducir los carbohidratos, pero agregar grasa es más difícil. Por lo general, esto conduce an una dieta rica en proteínas, lo que lo deja con menos energía. Si no tiene cuidado, puede perder la esperanza y volver a los carbohidratos. Sin embargo, agregar más grasa le brindará a su cuerpo la energía que necesita en este momento, sin la necesidad de almacenar carbohidratos en exceso, lo que con frecuencia resulta en un aumento de peso. Recuerde que en el estilo de vida cetogénico, la grasa es la principal fuente de energía.

Experimente varios horarios de comida. Haga esto continuamente hasta que descubra el programa que funcione mejor para usted. No se limita an una ventana común. Consulte una variedad de horarios que se ajusten a su estilo de vida. Escucha tu cuerpo y come de acuerdo con él.

# Cereales Con Leche De Soya Y Granola

La dieta del descanso consiste en cereales con granola y yogurt natural con leche de soya; no necesitarás preparar nada en la estufa.

Recuerda que debes hacer tu desayuno porque es tu día de trabajo, ya que este día me dedico al descanso.

Te recomiendo que tomes un día de descanso a la semana (yo lo tomo el Sábado) porque nos hace recordar que somos creados por un Dios poderoso que se alegra al saber que sus hijos le obedecen.

Según Isaías 58:13,14, si retiras tu pie del día de descanso y haces tu voluntad en mi día santo, y lo llamas delicia, santo, glorioso de Jehová, y lo veneras sin seguir tus propios caminos ni hablar tus propias palabras, entonces te deleitarás en Jehová. Y yo te elevaré hasta los cielos y te daré a comer la heredad de Jacob, tu padre.

Espero que estos consejos te ayuden a perder peso. Recuerda que es nuestra responsabilidad cuidar nuestra salud, así que no dude en seguir estos consejos y te aseguro que comenzarás a llevar una vida saludable.

Recuerda beber al menos ocho vasos de agua de abúndate al día y disfrutar de la luz del sol mientras caminas al aire libre.

# Impacto En La Tierra

El veganismo se refiere al uso sostenible y humano de los recursos del mundo.

La humanidad se estaba desarrollando en unidad con la naturaleza al principio. Sin embargo, a medida que progresaba, eso comenzó a cambiar. Cuando el hombre era cazador y recolector, ocurrió la primera crisis ecológica. Las poblaciones de algunas especies de animales han disminuido significativamente debido a su actividad cinegética, lo que ha llevado a su extinción completa.

En el año 108-8 mil años a.C., la gente cambió de la cosecha a la agricultura, lo que provocó la segunda crisis ecológica. La gente comenzó a desarraigar los bosques para crear tierras cultivables y pastizales.

Actualmente se está observando una tercera crisis ecológica relacionada con la dependencia humana de los alimentos animales.

El ganado es un desperdicio extremadamente despilfarrador de todos los recursos de nuestro planeta, desde la deforestación hasta la contaminación del agua, el aire y el suelo, para cultivar alimentos primero y luego alimentar a los animales para su sacrificio. Actualmente, la tendencia es la siguiente: a medida que aumentan los ingresos, las personas comienzan a consumir cada vez más carne y productos lácteos. Para 2050, se prevé que la población mundial alcance los 9.100 millones de personas. Incluso hoy, con 7.100 millones de personas, tenemos graves problemas para proporcionar agua y alimentos a todos, y la situación solo empeorará. El impacto del ganado en el medio ambiente es devastador, y nos priva a nosotros y a nuestros hijos y nietos de un futuro feliz.

Costos alimentarios asociados con la producción de carne: 1 kilogramo de carne de res equivale a 16 kilogramos de trigo. John Robbins publicó el libro "The Food Revolution" en 2001, en el que se destacaron los hallazgos innovadores. Para 450 gramos de ensalada en nuestros platos, se necesitan 104 litros de agua, y para 450 gramos de carne de res, se necesitan 23.700 litros. Estos números todavía están en vigor en la actualidad.

Solo los animales de granja de Estados Unidos consumen más grano cada año que la población combinada de la India y China. Y intente comparar la cantidad de agua, trigo y electricidad que se desperdiciaron durante la producción con la cantidad de carne que se arrojó porque ha caducado antes de llegar al consumidor final. Y esto ocurre en un momento en que una de cada ocho personas en la Tierra está hambrienta.

El 68% de las aproximadamente 5.000 millones de hectáreas de tierras agrícolas en todo el mundo se utilizan para el pastoreo. El suelo en estas áreas se vuelve árido y peligroso, ya que su calidad disminuye, la tierra se compacta y está contaminada con productos químicos. La recuperación de estas tierras llevará años.

La capacidad de los bosques para convertir dióxido de carbono en oxígeno está disminuyendo a medida que los bosques se deforestan y las marismas se drenan. Esto tiene un efecto sobre nuestro clima. El cambio climático dificulta el cultivo y la cosecha. Como resultado, la recolección y disponibilidad de alimentos disminuirán como resultado de la tala de bosques.

George Harrison dijo: "Toda persona que adopta una dieta vegetariana salva casi media hectárea de bosque al año de la deforestación". En la actualidad, hay 7.100 millones de personas en el mundo, y podemos imaginar la cantidad de bosques que se talan cada año. Solo entre los años 2000 y 2012, la superficie de los bosques en todo el mundo disminuyó en 1,5 millones de metros cuadrados. El tamaño de esta pérdida de tierras forestales es comparable al estado de Alaska.

Los productos químicos que se administran a los animales en las granjas también tienen un impacto en las descargas y cuerpos de agua como ríos, lagos y mares. La muerte de mares como el Mar del Norte y el Mar Mediterráneo es una de las consecuencias obvias de este ataque a la naturaleza. El pescado muere, las algas crecen rápidamente, etc. La descarga de fosfatos y nitratos fue la principal causa de esto. Dado que la carne de pescado acumula nitratos, comer pescado cultivado en condiciones naturales se ha vuelto peligroso. Casi 100.000 toneladas de fosfatos y 1.000.000 toneladas de nitratos se vierten solo en el Mar del Norte. Los hallazgos de la investigación indican que el número de enfermedades cardiovasculares en la población está directamente relacionado con la concentración de nitratos en el agua del grifo.

La Agencia de Protección Ambiental de los Estados Unidos calculó en 2004 que 411.000 personas producen la misma cantidad de basura que 2.500 unidades ganaderas.

Las emisiones de gases de efecto invernadero y CO2, que generalmente se asocian con las emisiones de transporte, son otro factor que influye en el calentamiento global. Sin embargo, es poco conocido que la producción de alimentos representa entre un cuarto y un tercio de todas las emisiones de gases de la industria ganadera.

El presidente del Grupo Intergubernamental de Expertos sobre el Cambio Climático (IPCC) de las Naciones Unidas, Rajendra Pachauri, ganador del Premio Nobel de la Paz en 2007, instó a la población a reducir su consumo de carne y productos animales, ya que este hábito tiene un impacto negativo en el clima. Según los estudios, la producción de 1 kg de carne produce alrededor de 36,4 kg de CO2.

Por ejemplo, el uso de dos automóviles por parte de una familia promedio de cuatro en los Estados Unidos equivale a la cantidad de emisiones de gases de efecto invernadero que produce la producción de carne.

Tim Benton, experto en seguridad alimentaria de la Universidad de Leeds, afirma que la mayoría de la gente no considera la relación entre la comida y el cambio climático. Sin embargo, si reducimos el consumo de carne hoy, nuestros descendientes nos lo agradecerán.

La Agencia Federal de Medio Ambiente de Alemania ha instado a los consumidores an actuar de manera respetuosa con el medio ambiente y el medio ambiente, así como a reducir su consumo de carne. El presidente del departamento de medio ambiente, el Dr. Andreas Troge, expresó en un artículo en el periódico Berliner Zeitung que es necesario reconsiderar nuestro consumo excesivo de carne. Esto es positivo tanto para el clima como para la salud. Incluso fuera del mercado de alimentos, ser vegano es ahora sinónimo de sostenibilidad.

Cada efecto de la cría de animales provoca un desequilibrio en el ecosistema. Los bosques están disminuyendo, el suelo y el agua están contaminando y la capa de ozono está disminuyendo. En consecuencia, los animales salvajes están muriendo en masa.

Aunque los animales son recursos naturales renovables, no pueden recuperarse al ritmo al que los humanos lo destruyen debido a sus necesidades.

La única desventaja de convertirnos en veganos es que todos viviremos más tiempo, lo que significará que seremos demasiados en este planeta.

# Embarazo Y Dieta Vegetarian

El cuerpo de una mujer embarazada necesita más nutrición para ayudar al desarrollo del feto. Cuando se trata de mujeres vegetarianas, esto no implica que tengan

renunciar a serlo para asegurarse de que usted y su bebé reciban la nutrición adecuada. Para maximizar su nutrición, debe cambiar las porciones de cada uno de los cuatro grupos de alimentos. La buena noticia es que, como vegetariana antes de quedar embarazada, probablemente tenga una buena salud, lo cual es crucial para las primeras etapas de su embarazo.

CALCIO

El calcio es un nutriente esencial durante el embarazo y es crucial mantener una nutrición adecuada. Las vegetarianas deben intentar comer al menos cuatro porciones de alimentos con alto contenido de calcio durante el embarazo. Verduras de hoja verde, cereales, leche de soja fortificada con calcio, col china y frijoles son buenas fuentes de calcio, especialmente durante el embarazo.

•••

La vitamina B12

La vitamina B12 es una vitamina que los vegetarianos necesitan. Es más crucial que nunca para una mujer embarazada asegurarse de que esté recibiendo todas las vitaminas que necesita para asegurar que su feto crezca correctamente. Los vegetarianos no tienen muchas opciones de alimentos ricos en vitamina B12. Para los vegetarianos, la leche de soja con vitamina B12 es la mejor fuente de vitamina B12. Se recomienda que las mujeres vegetarianas embarazadas tomen un suplemento de vitamina B12 para asegurarse de que su dieta les proporcione la cantidad adecuada de vitamina B12. Para asegurarse de que la dosis recomendada de vitamina B12 se incluya en la etiqueta de las vitaminas prenatales, es crucial revisar la etiqueta.

Planchar

Asegurarse de que su dieta contenga suficiente hierro durante el embarazo no debería ser un problema para las vegetarianas. Las verduras de hoja verde, las nueces, los frijoles y los cereales integrales son alimentos esenciales para una dieta vegetariana y son buenas fuentes de hierro. Para ayudar an absorber el hierro, las mujeres vegetarianas embarazadas pueden comer frutas cítricas o beber jugos ricos en vitamina C. Recuerde que se necesita más hierro a medida que avanza el embarazo, por lo que puede ser necesario un suplemento. Revise la etiqueta de las vitaminas prenatales que le han recetado una vez más para asegurarse de que se indique la dosis diaria recomendada de hierro.

## PROTEÍNA

El cuerpo necesita más proteínas y otros nutrientes durante el embarazo. Otra ventaja de ser vegetariano es esto. La soja, los cereales integrales y las legumbres son excelentes fuentes de proteínas, y si tiene
Probablemente ya esté consumiendo suficientes proteínas incluso durante el embarazo si ha estado siguiendo una dieta vegetariana adecuada.

Alimentos recomendados durante el embarazo

Como has leído, es esencial mantener una dieta saludable y aumentar la ingesta de ciertos alimentos durante el embarazo para garantizar que se consuma la cantidad adecuada de nutrientes. Para hacer esto, asegúrese de comer vegetales de hojas verdes, frijoles, nueces, granos integrales y frutas. Para el desayuno, por ejemplo, coma jugo, cereal con fruta o tostadas con mantequilla de maní. Disfruta de una ensalada saludable con una variedad de frutas frescas para el almuerzo. Para la cena, haga una sopa de lentejas y no tenga miedo de agregar las verduras que le gusten, como brócoli o espinacas. Durante el día, coma algunos frutos secos, frutos secos o frutos secos. Incluya leche de soja fortificada con vitamina B12 y tome los suplementos que le hayan recetado.

El vegetarianismo en los niños

Enseñar a sus hijos a comer bien es una de las cosas más importantes que puede hacer como padre. Comenzando tan pronto como nacen para establecer un sólido

base para toda su vida. Si ha decidido no amamantar an un recién nacido, use una fórmula a base de soja para asegurarse de que reciba todos los nutrientes necesarios. Un recién nacido necesita todos los nutrientes de la fórmula a base de soja, por lo que no use solo leche de soja regular. Asegúrese de que su recién nacido obtenga vitamina D del sol caminando o saliendo; no lo deje todo el tiempo en casa.

A medida que su bebé se desarrolla

Está bien comenzar an alimentar a su recién nacido cuando tenga cuatro o cinco meses. Comenzando con puré de frutas, como plátanos, duraznos o puré de manzana, es una buena idea. Puede probar cereal de grano único con leche de soja. Asegúrese de estar atento a cualquier reacción alérgica que pueda ocurrir cuando le presente nuevos alimentos a su recién nacido.

Su bebé debe estar listo para comer verduras cuando tenga seis meses. Asegúrese de que estén cocidos y hechos puré. Puré de patatas dulces, judías verdes y zanahorias son buenas opciones para introducir en este momento. Puede dar a su recién nacido pan y galletas saladas hasta que cumpla ocho meses. Su rápido crecimiento seguirá siendo sorprendente, y para cuando alcancen un año de edad, deberían estar recibiendo nutrientes de los cuatro grupos de alimentos. Ahora es el momento de introducirles la leche de soja fortificada con vitamina B12. No se preocupe si su hijo no quiere frutas a los cuatro meses o verduras a los seis meses porque todos los niños se desarrollan a ritmos diferentes. Cuando su recién nacido esté listo, lo sabrá. Estas edades son una pauta a seguir.

JUNTOS

Hay algunas cosas que puede hacer para ayudar a usted y a sus hijos a cambiar an un estilo de vida vegetariano si decide esperar hasta que crezcan. No intente convertir a sus hijos en vegetarianos de la noche a la mañana. Empiece an eliminar gradualmente la carne de su alimentación. Aún pueden comer pizza, por ejemplo, pero en lugar de cubrirla con pepperoni o salchicha, elija pimientos verdes, cebollas o una combinación de verduras. Introduca más frijoles en su dieta, que son una buena fuente de proteínas, para reemplazar la proteína que perderá al no comer carne roja.

## No confíe en las artimañas

Cuando los padres cambian a sus hijos de vegetarianos an omnívoros, una de las cosas que hacen es sofocar su comida con queso. Como ya has leído, algunos vegetarianos creen que el consumo de productos lácteos no es una trampa, pero no debe confiarse demasiado en esto. El queso tiene un alto contenido de grasas saturadas y mucho sodio, por lo que puede ser una parte nutritiva de una dieta vegetariana.

ser dañino para la dieta de su hijo y, por lo tanto, anular el objetivo de una dieta vegetariana.

## Porcelana de chocolate vegano

2 cucharadas de tahini

1/4 de cucharadita colmada de sal

Para la llovizna de chocolate

90g | 1/2 taza de chispas de chocolate sin lácteos

75g | 1/3 taza de palomitas de maíz

Para el caramelo

100g | 1/2 taza de azúcar de coco

2 cucharadas de agua

2 cucharadas de aceite de coco
Caliente a fuego medio en una sartén grande con fondo pesado y tapa hasta que esté caliente. Lavar los granos de arroz y cerrar bien la tapa. Moviévalos con frecuencia moviendo la bandeja suavemente. Después de unos 30 segundos, aparecerán.

Sigue observando/escuchando hasta que se detenga y luego retíralo del fuego, pero mantén la tapa puesta en caso de que un núcleo malvado decida sorprenderte.

Caliente el horno a 300 grados Fahrenheit.

Agregue el agua y el azúcar de coco an una cacerola pequeña. Luego, caliente a fuego medio hasta que el azúcar se haya disuelto completamente y la burbuja apenas comience a formar burbujas.

Retire el fuego y agregue el tahín, la sal y el aceite de coco. Revuelva hasta que esté suave. Es común ver manchas pálidas por todo el mundo. Si los grumos no desaparecen o no se combinan bien, vuelva a poner la sartén a fuego lento y revolvíe. Él se unirá.

Retire la tapa de los granos de maíz y luego coloque el caramelo sobre ellos. Tenga cuidado porque estará extremadamente caliente. Revuelva hasta que esté completamente cubierto.

Vierte en una bandeja para hornear forrada con un Silpat o pergamino para hornear y extiédalo en una sola capa.

Poner en el horno y hornear durante unos quince minutos o hasta que esté dorado y crujiente.

Se pueden derritir las chispas de chocolate con agua hirviendo o en un microondas, luego se pueden rociar sobre el porro con una cuchara.

Coloque la bandeja en el refrigerador para que se asiente el chocolate. Puede congelarlo durante 10 minutos si estás apresurado. Después de que el chocolate esté listo, hágalo pedazos y guárdalo en un recipiente hermético donde permanezca durante unos días.

# Cambiar Los Alimentos Y La Vida

La bailarina ha cambiado su estilo de vida y su dieta completamente. Aprendió mucho sobre una dieta saludable y nuevas formas de tratar con la comida y se enamoró de la cocina. Saskia afirma que cuando comenzó a cocinar y hornear, aprendió un nuevo vocabulario de cocina y todas estas herramientas y trucos para preparar comidas deliciosas y nutritivas. Ella creó su propio plan de dieta vegetariana sin gluten, azúcar o trigo.

Queríamos saber de dónde sacó todas sus recetas la chica de 17 años. Saskia explica que al cambiar an un estilo de vida y una dieta saludables, era importante para ella probar la comida igual de bien que antes porque mis recetas se inspiraron en alimentos poco saludables que me encantaban. Los bloggers de alimentos han creado recetas saludables para todo, sin azúcar, gluten, leche y carne, ya sea lasaña, tarta de queso, chocolate, curry o mousse de chocolate.

Naturalmente deshonesto

La impresionante bailarina publica semanalmente en su blog grandes y diversas recetas, así como consejos útiles, trucos y videos sobre la alimentación saludable.

Las páginas siguientes contienen algunas de las deliciosas recetas vegetarianas sin gluten ni azúcar. Te divertirás cocinando.

Mi cáncer fue curado por el zumo vegetariano.

Mari Lopez, quien lo confirmó en sus videos, se dice que su estilo de vida vegetariano y su fe le han curado el cáncer. Sin embargo, la mujer de YouTube no logró superar la enfermedad.

Ella tenía confianza en sí misma. Mari López publicó videos en YouTube junto con su sobrina Liz Johnson en los que habló sobre su lucha contra el cáncer. Después de que se le diagnosticara cáncer de mama, la mujer tejana se negó a someterse a la quimioterapia y en su lugar buscó un jugo curativo y su fe en Dios. Un error grave: falleció en diciembre debido a la enfermedad.

Anteriormente, compartió videos que mostraban a su "asesino del cáncer". En un video en el que prepara el jugo vegano, López dice: "Gracias an este jugo, puedo eliminar todas las toxinas de mi cuerpo". Se dice que solo se alimentó de jugos durante 90 días: "Era duro, me sentía mal todo el tiempo". No obstante, para poder lavar mi propio cuerpo.

Además, Lopez estaba convencida de que Dios la había llevado a los vegetales adecuados en el supermercado. En general, se dice que su fe ha contribuido significativamente a su "curación". Se cree que Dios la ha liberado no solo del cáncer, sino también de su homosexualidad, como afirma en un video: "Vivía una vida lesbiana hasta que el Señor me curó". López y su sobrina llegaron a casi medio millón de personas en la plataforma de video con el video sobre su jugo curativo.

Sobrina sigue siendo partidario de la sanación vegana.

Después de que el cáncer se extendiera por la sangre, los pulmones y el hígado de López, este falleció, pero su sobrina se apoyó en el poder curativo del veganismo y de Dios. Cree que la decisión de López de abandonar la quimioterapia la ha condenado a la ruina.

Se afirma que la decisión de su tía de dejar su dieta vegetariana ha empeorado las cosas para ella: "Cuando Mari se trasladó con mi madre, le dio de comer la carne que había preparado en el microondas". Johnson, un "no ir".Eso fue lo que generó problemas. A pesar de que López le preguntó varias veces al final de su vida: "Todavía estoy detrás del mensaje", la mujer de YouTube no quiere quitar los videos. (klm)

La trayectoria exitosa de Vera

Estoy muy entusiasmado con ser vegano y creo que este estilo de vida es ideal para mí. En lugar de inspirarlos, muchos veganos señalan con el dedo. Y necesitamos esta inspiración para que la gente sea vegana.

La mayoría de nosotros seguimos una dieta vegana, pero a veces hay personas que no pueden comer nada más que vegetales por razones de salud.

Esa persona es Vera van der Meer. En 2015, contrajo la enfermedad de Lyme después de ser picada por una garrapata. Después de muchos intentos, finalmente adoptó una dieta vegetariana sin gluten que le permite controlar su enfermedad de Lyme.

¿Tiene o conoce a alguien con la enfermedad de Lyme? Sigue leyendo después porque sus resultados son impresionantes.

Vera ya no puede recordar su nombre.

Mi nombre es Vera y una garrapata me mordió en 2015. Tengo la enfermedad de Lyme como resultado de esta picadura de garrapata. una enfermedad desconocida y difícil de tratar. No hay una sola píldora que cure completamente la bacteria de Lyme.

Después de tres meses de visitas casi semanales a mi médico de familia, un reemplazo finalmente descubrió que tenía la bacteria Lyme en mi sangre. Esto se debió an un tratamiento de antibióticos demasiado corto y a los antibióticos equivocados.

Mis quejas empeoraron. Tenía ataques de pánico, apenas podía caminar solo, estaba tan agotado que dormía todos los días, perdí unos 20 kilos, estaba muy mareado y sentía fuertes dolores en el cuello, el estómago y las piernas.

Cuando me miré en el espejo, ya no sabía mi nombre y no me reconocía. Ya había sido vinculado el sello de quemado a mi expediente por mi médico.

La nutrición vegetal puede combatir la enfermedad de Lyme.

Me decidí por otro camino junto con mis padres porque sentía que no estaba agotado. Me refirieron an un artículo sobre alimentación saludable y curación.

Me emocionó este artículo y estaba consciente de que debería comer verduras y sin gluten.

Mi dieta cambió gradualmente, pero también aumenté los litros de cola a dos litros de agua al día. En primer lugar, decidí beber agua en lugar de refrescos. Simplemente eso ya era refrescante. Y mis dolores de estómago desaparecieron casi de inmediato cuando dejé de comer gluten.

Había visitado an un médico especializado en Lyme a medida que aprendía más sobre nutrición. Me explicó que la dieta saludable es la clave para curar la llaga.

Por ejemplo, una cantidad adecuada de agua elimina las toxinas y las bacterias pueden causar intolerancia al gluten. Además, el alto contenido de vitamina C garantiza que el cuerpo pueda resistir la enfermedad de Lyme.

¿Sabía usted que muchos animales también tienen garrapatas pero con frecuencia no tienen bacterias porque tienen una alta cantidad de vitamina C en su sangre?

Además, este médico me preguntó si había visto alguna vez leche de otra especie. La respuesta fue negativa. Luego dijo que la leche no es necesaria para los adultos y que hace más daño que bien.

Vegano es un entorno en el que todos ganan.

En 2017, fui completamente vegetariano y sin gluten.

A pesar de que todavía padezco la enfermedad de Lyme, mis análisis de sangre cada año dan más resultados positivos y me siento mucho mejor.

No solo han desaparecido mis dolores de estómago, mis ataques de pánico, mi nivel de energía, mi peso "perfecto" para mi estatura y puedo caminar solo de nuevo.

Con frecuencia recibo la respuesta de que "todo lleva mucho tiempo" cuando les cuento mi historia. Estoy de acuerdo con estos individuos, pero creo que eso es racional.

Mi cuerpo estaba muy atraso porque al principio no sabía mucho sobre mi situación. Es necesario tiempo para eliminar este desecho y combatir simultáneamente las bacterias.

Afortunadamente, disfruto mucho de la cocina vegana sin gluten porque también me ayuda a mejorar. Además, me parece fantástico explorar y probar todo.

¿Conocías, por ejemplo, que los ingredientes de la pasta son lentejas, quinua o guisantes? ¿Y sabías que hay queso vegetariano en el supermercado cercano?

No solo beneficia a mi salud física, sino que también beneficia al medio ambiente y al sufrimiento de los animales. Esto resulta en una situación en la que todos ganan.

Gracias al libro "La Revolución Vegana", tengo una buena imagen de él. Además, este libro me enseñó que el aceite no es un ingrediente necesario.

Por lo tanto, leí que también puedo obtener Omega-3 de semillas de lino rotas varias veces por semana con batidos frescos.

¿Quieres saber más sobre Vera y cómo tratar la lluvia de alimentos?

Creó un blog y una página en Facebook para compartir su historia. Además de su historia, comparte recetas. De esta manera, espera motivar an otros y simplificar el (largo) viaje.

¿Sabías que preparan un pastel de manzana más rápido que su madre? No hay gluten ni productos de origen animal en su tarta de manzana. Esto sucede mientras su madre prepara un pastel de manzana con mantequilla, huevos y una mezcla lista para usar. La respuesta "pero lleva tanto tiempo" no funciona.

# Lacto Ovovegetariano

Un vegetariano lacto-ovo-vegetariano es aquel que no consume carne pero sí consume productos lácteos y huevos. En Occidente, este tipo de dieta vegetariana es más común. Además, es el tipo de vegetarianismo que se ofrece en los restaurantes convencionales. Esto significa que si vas a cenar con alguien que es lactovegetariano, no necesitas buscar un restaurante que solo atienda a vegetarianos porque la mayoría de los restaurantes tendrán opciones vegetarianas en su menú.

Los adventistas del séptimo día disfrutan de este estilo de vida vegetariano. La Iglesia Adventista del Séptimo Día recomienda una dieta rica en pan integral, cereales y pasta.

Además, requiere un uso abundante de verduras de hoja verde y frutas, así como un uso limitado de frutos secos, judías y semillas. En cuanto al consumo de productos lácteos, los Adventistas del Séptimo Día aconsejan a sus seguidores que elijan variedades de leche, yogur y queso bajas en grasa y que permitan el consumo de huevos.

## BENEFICIOS SALUDABLES

Ser lacto-ovo vegetariano tiene beneficios saludables, al igual que otros tipos de vegetarianismo. Los lacto-ovovegetarianos suelen seguir una dieta que contiene menos carne y grasas saturadas que las dietas convencionales, lo que puede ayudar a reducir el riesgo de aterosclerosis y la presión arterial. La dieta vegetariana puede ayudar a algunas personas con diabetes a controlar mejor sus niveles de glucosa en sangre. Esto se logra gracias al consumo de alimentos vegetarianos como legumbres, fruta y verduras de hoja verde, que pueden mejorar la respuesta del cuerpo a la insulina. La dieta vegetariana, que también contiene una alta cantidad de fibra y una baja cantidad de grasas, puede ayudarlo a mantener un peso saludable y controlar aún más la glucosa en sangre.

Además, se ha demostrado que una dieta vegetariana reduce el riesgo de cáncer además de ser beneficiosa para las personas que sufren de diabetes. Los alimentos vegetarianos son ricos en fitonutrientes y antioxidantes.

8Jennifer Davis

químicos, que han demostrado ser menos susceptibles al cáncer. Se ha demostrado que el consumo de carne aumenta la probabilidad de desarrollar cáncer de próstata y colon en este sentido. Además, investigaciones han demostrado que las dietas ricas en grasas están relacionadas con un mayor riesgo de desarrollar cáncer de mama.

## FLEXITARIO

El término "flexitariano" es relativamente nuevo y se utiliza para describir a las personas que en su mayor parte siguen una dieta vegetariana pero que ocasionalmente comen carne. Es posible que conozcas a alguien que se autodenomina vegano, que es lo mismo que ser flexitariano. Para aquellos que están cambiando de dieta de carne a vegetariana, esta podría ser una buena opción. Si intentas evitar comer carne, está bien; si quieres hacer una pequeña pausa, no te sentirás mal. Al comer carne, algunos flexitarianos se comprometen a comer solo animales criados orgánicamente o en libertad.

En la cultura vegetariana, ser flexitariano se ha convertido en un tema de conversación. Mientras que algunos vegetarianos creen que está absolutamente prohibido comer cualquier producto cárnico, otros han adoptado la idea de que cualquier disminución en el consumo de animales es beneficiosa. La ventaja de ser flexitariano es que puede obtener proteínas esenciales a través de la carne y es menos probable que necesite suplementos para mantener una dieta saludable.

3

Los Estados Unidos

Según un estudio reciente, alrededor de
nueve millones de estadounidenses son

vegetarianos, lo que representa poco más del tres por ciento de la población. Cerca de tres millones de personas que se declararon vegetarianas se declararon veganas, lo que significa que no consumen ningún producto animal, incluidos los productos lácteos y los huevos. Además, casi el diez por ciento de los adultos estadounidenses, o treinta millones de personas, informaron que su alimentación predominante es vegetariana.

Un sesenta por ciento de los adultos declararon seguir una dieta vegetariana, seguido por un cuarenta por ciento de hombres y un sesenta por ciento de mujeres. Además, hubo una pequeña mayoría de personas de entre dieciocho y treinta y cuatro años, lo que indica que optar por ser vegetariano se toma an una edad temprana. Más del 50% de las personas dijeron que su principal motivación para convertirse en vegetarianos fue su preocupación por su salud.

## ORIGENES

La Convención Americana de la Salud de 1838 respaldó el vegetarianismo en los Estados Unidos. Sin embargo, solo el 1 % de las personas en los Estados Unidos son vegetarianas, lo que los mantiene como un misterio para la sociedad estadounidense.Jennifer Davis

de la población que se mantuvo en un régimen vegetariano hasta 1971. En los últimos cuarenta años, este porcentaje se ha triplicado y ahora más del 3% de los estadounidenses siguen una dieta vegetariana. Esta cifra aumentará a medida que los hijos de los padres vegetarianos adopten este estilo de vida.

Según algunos expertos, la publicación del libro Dieta para un planeta pequeño de Francis Moore Lappé en 1971 marca el inicio del vegetarianismo en los Estados Unidos.

Contribuciones literarias significativas

Lappé argumenta en Dieta para un planeta pequeño que se necesita una cantidad de grano catorce veces mayor para alimentar an un animal que la cantidad de carne que se puede consumir del mismo animal, lo que justifica la conservación de los alimentos. De hecho, descubrió que los animales vivos consumen alrededor del ochenta por ciento de todo el grano producido en los Estados Unidos, lo que lo aleja de las bocas que podrían alimentarlo an un precio mucho menor que la carne animal.

En los primeros años de la década de 1970, la popularidad de la soja también aumentó en Estados Unidos. El mérito principal se debe an una granja comunal vegetariana en Tennessee llamada "La Granja". La publicación The Farm Cookbook dio a conocer el tofu, un producto a base de soja, en los Estados Unidos.

Se publicaron más libros sobre el vegetarianismo a medida que avanzaba el siglo XX. El libro Dieta para una nueva América, escrito por John Robbins en 1987, se basó en los estudios previos sobre las dietas vegetarianas, además de agregar nueva información y presentarla de manera objetiva. Una de las principales preocupaciones de la Dieta para una nueva América fue la diferencia entre los beneficios para la salud de ser vegetariano y el hecho de que seguir una dieta basada en carne podría causar una mayor incidencia de enfermedades como la hipertensión, las enfermedades cardiovasculares y ciertos tipos de cáncer.

En la década de 1990, el Dr. Dean publicó nuevos hallazgos sobre salud y vegetarianismo.

El Libro Verde de los Veganos, Libro 11

El programa de revertir la enfermedad cardíaca de Ornish en 1990. A través de sus investigaciones, el Dr. Ornish demostró en esta publicación que una dieta mayoritariamente vegetariana y baja en grasas podría curar las enfermedades cardíacas. La Asociación Dietética Americana comenzó a promover las ventajas de una dieta vegetariana en la década de 1990 debido a sus beneficios para la salud y su capacidad para reducir los niveles de glucosa en sangre de las personas que padecen diabetes.

## INGLATERRA

En Inglaterra, el vegetarianismo tiene una historia larga y única. Incluso antes de la creación del término "vegetariano", había personas en la iglesia que abogaban por una dieta libre de carne animal. El reverendo William Cowherd, líder de la Iglesia Cristiana de la Biblia, fue uno de los primeros miembros de la iglesia que respaldó una dieta sin carne. El reverendo Cowherd creía que el consumo de carne de animales era una violación del orden natural del mundo y podía generar agresión.

En Inglaterra, se creía que seguir una dieta vegetariana era moralmente virtuoso. Esto se demostró con la fundación de la Sociedad Vegetariana en Ramsgate, Kent, el 30 de septiembre de 1847. Inmediatamente, la sociedad tuvo más de cien miembros, que aumentaron a más de 250 al año siguiente. El vegetarianismo se popularizó rápidamente en todo el país. En 1849, el boletín The Vegetarian Messenger, publicado por la Sociedad Vegetariana, tenía una tirada de alrededor de cinco mil ejemplares.

## EXPANSIÓN

En Inglaterra, el vegetarianismo se popularizó rápidamente. En 1877, se estableció la Sociedad de Reforma Alimentaria de Londres, que se comprometió a prohibir la carne de animales, así como el alcohol y el tabaco. Desde Glasgow hasta Londres y Liverpool, se celebraron reuniones vegetarianas por toda Gran Bretaña, y el movimiento llegó a ser tan influyente que a principios del siglo XX se abrió un hotel vegetariano en Birmingham.

12Jennifer Davis

El vegetarianismo aumentó en Inglaterra durante el siglo XX, pero la Primera y la Segunda Guerra Mundial interrumpieron las dietas vegetarianas. En la década de 1950, tras la Segunda Guerra Mundial, el vegetarianismo volvió a florecer en Inglaterra. Los restaurantes de Londres comenzaron an ofrecer opciones vegetarianas, lo que atrajo a los vegetarianos y dio a los clientes la oportunidad de probar algo nuevo. El hecho de que los restaurantes ofrecieran opciones vegetarianas en sus menús coincidió con el hecho de que las sociedades y clubes vegetarianos de todo el país comenzaran a colaborar y lanzar un mensaje común sobre los beneficios de adoptar un estilo de vida vegetariano.

Los profesionales de la medicina, los médicos y los investigadores se involucraron en la investigación de la dieta vegetariana, al igual que en los Estados Unidos. El Dr. Frank Wokes estudió la dieta vegetariana en Inglaterra desde la década de 1950 antes del Dr. Dean Ornish en los Estados Unidos. Su investigación, al igual que la del Dr. Ornish, demostró que la dieta vegetariana es útil para perder peso y reducir el riesgo de problemas cardíacos. Actualmente, hay muchos restaurantes vegetarianos en toda Inglaterra.

## INDIA

La India es posiblemente el país más asociado con la cocina vegetariana. Desde el nacimiento del budismo y su énfasis en la no violencia, los indios han estado estrechamente vinculados al vegetarianismo. Su veneración por las vacas y su creencia de que su carne no debe ser consumida por los humanos se relacionan con su creencia en la no violencia.

Aunque no significa que todos los indios sean vegetarianos, es muy popular en muchos estados de la India. En una nación con más de mil millones de habitantes, muchos estados de la India tienen más del cincuenta por ciento de sus habitantes vegetarianos, y otros estados tienen menos del cincuenta por ciento. Gujarat, en la costa occidental de la India, es el estado con el mayor porcentaje de vegetarianos, casi el setenta por ciento.

Ser un fisicoculturista vegano presenta algunas dificultades, pero todas ellas tienen que ver con la nutrición. No hay planes de ejercicio veganos y los ejercicios no deben diferir de los de cualquier otro fisicoculturista. Los dos elementos más cruciales para el éxito de un fisicoculturista son el entrenamiento y la nutrición, y cada uno tiene sus dificultades. Sin embargo, si decides basar tus comidas en plantas, debes prestar atención especial a la parte nutricional. A continuación, algunos de los mayores desafíos nutricionales: si practica el deporte vegano

Consumo de calorías para el crecimiento muscular: Uno de los factores más importantes que afectan la composición del cuerpo son las calorías. Cuando se trata de fisicoculturismo, la composición corporal cambia con frecuencia dependiendo de tus objetivos físicos y si tienes competencias futuras. Durante un período de tiempo determinado, los fisicoculturistas pasan por fases de pérdida de grasa y desarrollo de músculos. La nutrición es necesaria para cada una de las dos fases. Necesitarás aumentar significativamente tu ingesta de calorías cuando desarrolles tus músculos y necesitas estimular tu crecimiento. Los omnívoros pueden encontrar esto difícil. Cuando eres vegano, significa que tu comida a base de plantas tendrá menos calorías, lo que puede ser difícil para aquellos que están comenzando an adoptar un estilo de vida vegano. Sin embargo, hay comidas a base de plantas que pueden ayudarlo an alcanzar su ingesta diaria de calorías, independientemente de cuán grande sea. El aguacate, los frutos secos, las bayas, las nueces, el arroz, la quínoa y las legumbres son excelentes comidas altas en calorías para veganos. Planifica tus comidas y combina los ingredientes en recetas deliciosas que te ayudarán a desarrollar fuerza y estimular el crecimiento muscular.

Problemas con la ingesta de proteínas: Los veganos solo pueden comer alimentos que les permitan consumir más proteínas. El entrenamiento de fuerza requiere una gran cantidad de proteínas de alta calidad y la reparación de los músculos. El estrés causado por el entrenamiento tiene un impacto en nuestros músculos, y el proceso de recuperación es lo que los hará más grandes y fuertes. Nuestro cuerpo necesita proteína para acelerar el proceso de recuperación. Debido a que su dieta es limitada, a algunos veganos les parece difícil consumir suficientes proteínas. No obstante, no es imposible. Aunque las legumbres, las leguminosas y los frutos secos son ricos en proteínas, algunos veganos sentirán la necesidad de consumir suplementos veganos debido a la falta de opciones. En las próximas secciones del capítulo, hablaremos más sobre las proteínas, su importancia en el fisicoculturismo y cómo los veganos pueden satisfacer sus necesidades diarias sin comer productos animales.

Problemas para mantener el equilibrio de macronutrientes: La pérdida de grasa corporal requiere macronutrientes. Durante la fase de desarrollo de músculo, la ingesta calórica se vuelve más crucial, pero cuando te preparas para la competencia y necesitas reducir la grasa adicional, es necesario prestar atención especial. El equilibrio ideal entre grasas, proteínas y carbohidratos será el mejor para usted. Ya mencionamos que el crecimiento muscular requiere proteínas. Durante este período, los carbohidratos serán su principal fuente de energía. Debido a que son el principal medio por el cual el cuerpo absorbe y transporta los nutrientes, las grasas son esenciales. Durante esta etapa de fisicoculturismo, el equilibrio macro es crucial para mantener el tamaño de sus músculos y mejorar su físico.

La falta de micronutrientes: Explicamos el concepto de macronutrientes y su función. ¿Cuál es el papel de los micronutrientes? Nuestro cuerpo necesita estas sustancias químicas, así como vitaminas y minerales. Los micronutrientes son cruciales para el fisicoculturismo porque impulsan el crecimiento de los músculos. Además, mejoran el sistema inmunológico, la producción de energía, la salud ósea, el equilibrio de fluidos y otros aspectos del cuerpo que afectan el crecimiento muscular, la salud y, sobre todo, el bienestar. El consumo adecuado de vitaminas como la vitamina B6, B12 y D es difícil para los veganos. A su vez, las comidas a base de animales generalmente contienen hierro, calcio, riboflavina y ácido alfa-linolénico. Como resultado, algunos veganos tendrán que tomar suplementos para asegurarse de que su cuerpo tenga suficientes micronutrientes para que funcione normalmente, mantenga su salud general y combata la fatiga después del entrenamiento.

Para asegurarse de que ingiera todos los nutrientes necesarios, es importante planificar y programar sus comidas con anticipación. La dieta vegana del fisicoculturista mejorará su salud general y te ayudará a recuperarte mucho más rápido después del entrenamiento. Sin embargo, hay otros factores que afectarán tu desempeño. No olvides que el sueño es tan crucial como la alimentación. Es una etapa en la que nuestro cuerpo descansa mientras se reconstruye. Como fisicoculturista vegano, los problemas nutricionales no deberían ser un problema tan grande tan pronto como encuentres soluciones inteligentemente. Calcule sus comidas, use suplementos si necesita más y consulte a su médico cuando sienta que sea necesario, incluso si es solo para asegurarse de que todo esté bien.

Cuándo y qué debe comer un fisioculturista vegano

Es común pensar que como fisicoculturista vegano, no hay muchas opciones de comida que te ayuden a desarrollar músculos y mantenerte en forma. Sin embargo, según la experiencia de algunos atletas famosos a nivel mundial, la comida vegana es la opción favorita. Los fisicoculturistas omnívoros incluso mencionaron algunas comidas veganas como sus mejores opciones, lo que no solo mejora sus resultados, sino que también satisface sus necesidades nutricionales. Sin importar sus preferencias dietéticas, el fisicoculturista mencionó avena, arroz, ñame, brócoli y papas como sus comidas favoritas. Esta información es muy alentadora porque significa que no tendrás que correr ningún riesgo y podrás seguir una dieta a base de plantas. Ni la ética ni la moral que sustenta tu veganismo se verán comprometidas. El pescado, los huevos y la carne roja, naturalmente, fueron los ingredientes que siguieron porque eran muy ricos en proteínas. Ya hemos visto que existen opciones veganas excelentes para consumir suficientes proteínas. Si todavía no estás seguro de qué comer exactamente mientras entrenas, a continuación hay una sección que habla en detalle sobre la comida.

Proteína

Empecemos con la proteína, que es uno de los componentes más importantes para los fisicoculturistas que buscan desarrollar músculos fuertes y grandes. Debido a que existen tres principales fuentes de proteínas a base de plantas: semillas y frutos secos, cereales y legumbres, en la comunidad del fisicoculturismo vegano, existe algo llamado "pirámide proteica".

Anteriormente, los veganos creían que para consumir lo suficiente, tenían que combinar al menos dos de estas fuentes proteicas en una sola comida. Sin embargo, varios estudios recientes han demostrado que esto no es cierto en el caso de una dieta vegana básica. Como fisicoculturista, es posible que desee continuar consumiendo proteínas de dos fuentes a base de plantas o incluso de tres. La prevención no te hará daño, y los estudios sobre fisicoculturistas veganos aún no se han realizado. El tempeh, el tofu, las avenas, las lentejas, el seitán, el edamame, los garbanzos, la quínoa, los guisantes, las semillas de cáñamo, el teff, el amaranto y la levadura nutricional son excelentes opciones de proteínas a base de plantas.

Con frecuencia consideramos que las grasas son dañinas porque se pegarán a nuestro cuerpo y nos harán ganar peso indeseado. Sin embargo, la grasa es uno de los nutrientes más importantes para el cuerpo humano porque transporta otros químicos a diversas células. Además, ayuda en la absorción de otras sustancias químicas, minerales y nutrientes esenciales. Cuando hablamos de grasa, con frecuencia nos referimos a la carne y su grasa. La carne, sin embargo, carece de grasas saludables. En cambio, contiene grasas no saturadas y trans, que deben evitarse a toda costa.

Recuerde que las grasas trans también son subproductos de aceites vegetales y agregados a algunas vegetales, así como golosinas y comidas fritas. Son la causa principal de muchos infartos, enfermedades cardíacas, diabetes e inflamaciones. Las grasas saturadas se obtienen de una dieta a base de plantas. Los alimentos que contienen grasas son aguacates, semillas, frutos secos y aceites a base de plantas.

Los veganos pueden consumir grasas como el Omega-3 DHA y EPA en cantidades más pequeñas de lo que necesitan para funcionar correctamente.

Principalmente están presentes en el pescado y otros mariscos. ALA, un tipo diferente de Omega-3, es abundante en la dieta vegana. Sin embargo, el cuerpo humano necesita transformar el ALA a DHA/EPA, y aunque lo puede hacer, el proceso no es efectivo. Como resultado, los veganos y los fisicoculturistas necesitan suplementos de Omega-3. Por suerte, hay productos disponibles en el mercado que son veganos porque se fabrican con alga marina. Los fisicoculturistas y los veganos adoran el aceite de coco. Sin embargo, es grasa saturada y debe consumirse con moderación. Debido a que son sólidas a temperatura ambiente, las grasas saturadas son fáciles de distinguir. Evite consumir demasiadas de ellas porque son otro factor que acelera el desarrollo de algunas enfermedades, como las grasas trans.

Carbohidratos

Tus reservas de carbohidratos son lo primero que buscan los músculos cuando necesitan energía. Según las Pautas Alimentarias para

Estadounidenses, los carbohidratos deben representar entre el 45 y el 60 % de la ingesta calórica diaria (Departamento de Salud y Recursos Humanos de los Estados Unidos y Departamento de Agricultura de los Estados Unidos, 2015). Nuestro cuerpo descompone los carbohidratos en glucosa, que luego se almacena en los músculos y el hígado en la forma de glucógeno. El cuerpo se alimenta de estos depósitos de glucógeno mientras entrena. Según algunos estudios, las personas con dietas bajas en carbohidratos no son tan buenas como las personas cuya ingesta es mayor. Pero debemos ser cuidadosos con los carbohidratos. La cantidad de carbohidratos debe circular y la dieta debe ser variada.

Cuando el cuerpo se adapta a la misma dieta todos los días, se adaptará y la dieta no tendrá el efecto deseado. Los carbohidratos procesados también provocan un aumento de la insulina. La insulina es necesaria para que nuestros músculos sepan cuándo deberían recibir nutrientes. Pero cuando comamos carbohidratos constantemente, podemos desarrollar niveles altos de insulina. Esto significa que tu cuerpo responderá menos a la insulina y los músculos dejarán de crecer porque no recibirán los nutrientes necesarios. Como resultado, muchos veganos empiezan a ganar grasa y tienen dificultades para perderla. Como resultado, la circulación de carbohidratos es tan crucial para los atletas que practican fisicoculturismo. Y debe verse como esto: Aumenta tu ingesta de carbohidratos al 25 % durante los días de entrenamiento prioritarios. Durante los demás días de entrenamiento, absténgase de consumir carbohidratos; esto se determinará en función de la cantidad de calorías que necesita consumir. Reduce la cantidad de carbohidratos al 25 % durante tus días de descanso. De esta manera, las calorías totales y los carbohidratos variarán, lo que evitará la acumulación de grasa mientras creces.

Los carbohidratos son uno de los ingredientes veganos más fáciles de encontrar porque están disponibles en cualquier lugar. Sin embargo, debes tener en cuenta la diferencia entre los carbohidratos procesados, que a menudo se denominan "calorías vacías" debido a su bajo valor nutricional, y los carbohidratos complejos, que son ricos en vitaminas y minerales. El arroz negro o marrón, las patatas dulces, las lentejas, las avenas, las habichuelas, los guisantes, las verduras y muchos otros alimentos contienen carbohidratos complejos. En ocasiones, puede ceder a los carbohidratos procesados, pero nunca demasiado. Es común encontrarlos en panes y pastas.

Aminoácidos

Los aminoácidos son los componentes principales de las proteínas. Los fisicoculturistas los requieren para desarrollar sus músculos. Sin embargo, solo 12 se pueden sintetizar por nuestro cuerpo, y los otros 9 deben consumirse a través de la comida. Los veganos pueden disfrutar de muchas comidas a base de plantas porque tienen suficientes aminoácidos.

Sin embargo, existe un problema con ellos. La carne y los productos animales tienen una mayor biodisponibilidad de aminoácidos que las plantas. Esto significa que tendrás que comer más como vegano para obtener la misma cantidad de aminoácidos que un fisicoculturista omnívoro. El problema con esto es que consumirás más calorías de las que tu cuerpo necesita y se almacenarán como grasa al comer más. El peligro de no recibir suficientes aminoácidos se reduce al comer una variedad de comidas a base de plantas bien balanceadas. Sin embargo, debes considerar suplementarlos como fisicoculturista, especialmente cuando entrenas y te preparas para competencias.

# Planee Sus Comidas

Sin importar qué plan dietético sigas, la programación de comidas es crucial para el ejercicio. Los atletas generalmente dicen que comer de seis a ocho comidas te ayudará a desarrollar músculo mucho más rápido. Esto implica que deberás consumir entre tres y cuatro platos grandes y entre tres y cuatro aperitivos. Si planificas tus comidas y las balanceas bien, no te sentirás hambriento si comes con intervalos de dos horas. Está listo y empacado para llevar, si es necesario. Dado que en ocasiones simplemente no tendrás tiempo para preparar comida, congela comida adicional. En el ámbito del ejercicio físico, es fundamental tener una comprensión de lo que se debe comer antes y después del entrenamiento. La programación es crucial porque no seguir las reglas puede resultar en una recuperación tardía y resultados comprometedores. La comida pre y post-entrenamiento te ayudará a construir músculo, recuperarte del entrenamiento y estar preparado para más entrenamientos efectivos. Recuerda que puede comer una comida completa de 2-4 horas antes de la sesión y una comida de aperitivo de 1-2 horas antes del entrenamiento. No saltes la comida pre-entrenamiento si quieres crecer. Sin embargo, si está por tener un entrenamiento corto de cardio, puede que sea más sabio no comer antes de que tenga náuseas y calambres estomacales. Un sándwich de mantequilla de maní o un yogurt de soya con fruta son buenos aperitivos antes de entrenar. Después de una sesión de entrenamiento, es incluso más importante nutrir tu cuerpo. Después del entrenamiento, comer la cantidad adecuada de ciertos nutrientes ayuda a tu cuerpo a recuperarse y desarrollar músculo. Después de tu sesión de gimnasio, come un aperitivo con una mezcla de proteínas y carbohidratos. No olvides que los aperitivos forman parte de tu dieta diaria. Puede hacer un batido con estos ingredientes:

Para llenar la jarra, agregue un plátano, una cucharadita de yogurt de soya, una o dos cucharaditas de suplemento proteico vegano, una cucharadita de mantequilla de maní y leche de soya. Puede usar cualquier otra fruta o incluso varias frutas en lugar del plátano, pero tenga en cuenta que tienen calorías y no debe abusar de ellas. Use frutas como la piña y la papaya porque contienen enzimas que te ayudarán an absorber mejor las proteínas.

Por último, pero no menos importante, el agua es crucial y no deberías pensar en salir sin ella. Llévala siempre contigo.

Hidrata tu cuerpo y lo mantiene funcionando correctamente.

Todo lo que debe saber sobre las calorías

Las calorías son una medida de energía nutricional cuando se habla de nutrición. Es la energía que necesitamos para llevar a cabo nuestra vida diaria. Incluso cuando simplemente caminas, hablas o respiras, tu cuerpo está quemando calorías para aprovisionarse. Todo lo que hacemos en la vida quema calorías, como si fuera combustible para funcionar. Estamos quemando más calorías cuando vamos al gimnasio, corremos o hacemos cualquier otro tipo de ejercicio. Sin embargo, si consumimos más calorías de las que nuestro cuerpo puede quemar, aumentaremos de peso porque nuestro cuerpo almacena las calorías innecesarias para su uso posterior. Perder peso es tan sencillo como comer menos calorías de las que quema tu cuerpo. Ganar peso es exactamente lo opuesto. Debe consumir más calorías de las que quema su cuerpo. Existe otra situación en la que consumes la misma cantidad de calorías que tu cuerpo quema todos los días y te estancarás. Este paso se conoce como mantenimiento.

Tan pronto como más calorías de las que consumes, es posible que solo comas comida chatarra y pierdas peso. Sin embargo, no todas las comidas tienen el mismo aporte nutricional. Las frutas, los azúcares y el alcohol tienen muchos calorías pero poco o nada de nutrición. Son insuficientes en macro y micronutrientes que tu cuerpo necesita para funcionar adecuadamente. Esta es la razón por la que perder peso comiendo solo comida rápida no es lo mismo que equilibrar adecuadamente tus comidas veganas. Siempre debes perseguir un estilo de vida saludable que te haga ver bien.

Calcular tus calorías debe volverse una rutina si desea llevar una vida saludable como fisicoculturista vegano. Primero, determina la cantidad de calorías que tu cuerpo necesita para mantenerse en forma. Este número en particular se conoce como el gasto energético total (GET). Calcular el GET es fácil, pero necesita saber cuánto de tu grasa corporal hay. Visitar un consultorio médico es la mejor manera de determinar el porcentaje de grasa corporal. Aunque hay escalas que pueden hacer cálculos por usted, no son muy precisas.

La hora de calcular la masa corporal magra (MCM) en kilogramos ha llegado. Multiplícalo por tu peso (1-porcentaje de grasa). Digamos que tu peso es 80 kilogramos y tu porcentaje de grasa corporal es el 15 por ciento. El MCM que tienes es de 68 kg, calculado como 80 x (1- 0.15).

Estimar su metabolismo basal (MB) es lo siguiente que debe hacer. Para calcular su MB, utilice esta fórmula: 370+(21.6xMCM)=MB. Las matemáticas serán algo así con la MCM de 62 del ejemplo anterior: 1838 calorías son iguales a 370+(21.6x68). La ecuación de Harris-Benedict, que es ampliamente aceptada, es otra forma de calcular tu MB. Los requerimientos de energía de los cuerpos de los hombres y las mujeres difieren. Esta ecuación debe tener en cuenta otras variables como la edad, la estatura y el peso. Para hombres, la fórmula es (66+(13.7xpeso en kg)+(5xestatura en cm)+(6.8+edad).

Para las mujeres, es (655+(9.6x peso en kg)+1.7x estatura en cm)+4.7x edad).

Para calcular tu GET correctamente, multiplica tu MB por tu factor de actividad. Existe una guía que te ayudará an encontrar tu factor de actividad y multiplicarlo por tu MB.

El factor de actividad sedentaria (no hacer ejercicio durante una semana) MBx1.1

Actividad ligera (1 a 3 días a la semana de ejercicio ligero) MBx1.2

Actividad moderada (3 a 5 días por semana) MBx1.35

muy activo (ejercicio intenso durante 6-7 días por semana) MBx1.45

Extremadamente activo (ejercicio intenso junto con trabajo físico o ejercicio dos veces por semana) MBx1.6-1.8

Es sencillo ajustar sus calorías para aumentar o bajar de peso ahora que sabe cómo calcular sus calorías de mantenimiento. Cuando estés en la fase de crecimiento, debes aumentar tu GET al diez por ciento. Si tu factor de actividad se mantiene y eres un hombre, las calorías adicionales te ayudarán a ganar aproximadamente 1-2 kg por mes. La cantidad de calorías adicionales para las mujeres aumentará de 0,5 a 1 kg por mes. Considere que tanto los hombres como las mujeres tendrán mejores resultados si son nuevos en el fisicoculturismo y que su aumento puede sobrepasar los 2 kg. Si está disminuyendo de peso, debe reducir su GET al 20%. De esta manera, perderás alrededor de 2 a 3 kg por mes y la cantidad será igual para ambos sexos.

Hay calculadoras disponibles en línea que pueden calcular todos los factores necesarios para determinar su GET. Incluso pueden ir tan lejos como calcular tu déficit o exceso de calorías según tus objetivos. Siéntete libre de probarlas para ahorrar tiempo y concentrarte más en tu dieta y entrenamiento.

# Consentimientos, Esperanzas Y Consejos De Una Vegana Para Ti

Cuide tanto tu cuerpo como tu mente.

Aunque tu motivación para ser vegano sea principalmente el bienestar animal, como probablemente lo es la mayoría de nosotros, no ignores tu salud porque será la imagen que los demás verán de tu veganismo. La gente asociará el veganismo con la debilidad y las carencias inmediatamente incluso si tienes principios sólidos y los defiendes a capa y espada. Nada más lejos de la verdad, si se hace correctamente y de manera justa. Hay muchos productos en venta que no contienen ingredientes animales, pero que son extremadamente dañinos y carecen de nutrientes. No es recomendable comer estos alimentos de manera regular, ya que contienen muchas calorías. Me refiero a bollería, snacks fritos, ahumados, patatas fritas envasadas, dulces y refrescos industriales, bebidas azucaradas para deportes y algunos productos vegetales refinados y procesados. Si necesita consumirlos ocasionalmente, no hay problema; el problema surge cuando se convierte en un hábito.

Nuestro cuerpo es el único que tenemos y debe durar toda nuestra vida, sin tener que llevarlo constantemente al taller. Tenemos que ser conscientes de que somos los únicos responsables de él, y no podemos tratarlo mal pensando que nos curarán cuando nos enfermemos. Si lo menciono de manera insistente, es porque he visto varios casos en los que los veganos comían cosas diferentes sin preocuparse por su salud. Realmente me preocupa que no se preocupen por sí mismos al igual que los animales. Me he propuesto vivir al menos cien años para disfrutar de mi vida con mis seres queridos y observar cómo crece el movimiento vegano, cómo logramos nuestros objetivos y cómo vamos salvando cada vez más vidas de animales humanos y no humanos. No sé ustedes. Y me gustaría verlo en su mejor estado. Tenemos la responsabilidad de mostrar al mundo lo saludables y vitales que estamos alimentándonos con la enorme variedad de frutos de la tierra que nos proporciona la naturaleza si queremos que la gente vea lo beneficioso que realmente es el veganismo, tanto para los animales, como para el medio ambiente, y para nuestra salud. Es la mejor manera de demostrar a los demás que el veganismo es efectivo en todos los aspectos. Si la gente cree que es totalmente saludable con tu ejemplo, también ayudarás mucho más a salvar a más animales. ¡Ser vegano ahora es muy sencillo! En los últimos dos años, el movimiento ha experimentado un crecimiento impresionante, y las tendencias son de un crecimiento aún más rápido.

El mundo se está transformando.

Ahora hay restaurantes, tiendas de alimentos, ropa, zapatos y hoteles veganos por todas partes. Debido a la gran demanda, muchos restaurantes y tiendas están agregando opciones veganas. ¡El progreso no tiene límites! La gente aprende, en particular, cómo este estilo de vida puede prevenir enfermedades, mantener la salud durante más tiempo, mejorar la calidad de vida, proteger el medio ambiente y ahorrar recursos, que estamos malgastando enormemente en la producción de carne. El aspecto ético del veganismo también está mejorando, ya que poco a poco está haciendo que se dejen de torturar y matar animales para nuestro consumo, los cuales están siendo sacrificados a millones por minuto en todo el mundo después de vivir en condiciones horribles. Cada vez que pienso esto, me da una punzada en el alma, y cuando me voy a dormir, no puedo evitar, tan cómoda en mi cama, imaginar a todos esos pobres inocentes, hacinados, enfermos o heridos, sufriendo lo indecible. De la misma manera que sufren muchos niños del tercer mundo, quienes, como una paradoja de la vida, mueren de hambre cuando el primer mundo muere por excesos, sufren también de hambre.

¿Un mundo sin carne?

Si todos adoptaran la dieta vegana, no solo preservaríamos a los animales y el medio ambiente, sino que también habría suficiente comida para todos. ¿No resulta injusto que las selvas del Amazonas, que son el pulmón del mundo, estén siendo destruidas para la producción de soja para alimentar a los animales que se crían para producir carne para el mundo occidental? Como sabréis, para producir un kilo de carne se requieren alrededor de 10 kilogramos de pasto y alrededor de 7000 litros de agua. La gente que te dice que estás loco por apoyar a los animales en un momento en que el mundo está lleno de hambre no ha dejado de pensar en eso. Es posible que no lo tenga en cuenta. Es importante que los niños de países del tercer mundo sepan que los animales que son criados para alimentarlos nunca sufren hambre ni sed, mientras que los niños de países del tercer mundo lo hacen debido a que el sistema no es justo y produce para los ricos, en muchos casos a costa de los pobres.

Ya se han emitido informes de organizaciones como la ONU, la FAO y la UE que alertan sobre los riesgos asociados con la producción de carne. una situación que no puede ser sostenible y que podría resultar en un futuro catastrófico. Incluso estas organizaciones han propuesto una dieta vegetariana para evitar problemas en el futuro. "Un cambio global hacia una dieta vegana es vital para salvar al mundo del hambre, el aumento de la pobreza y los peores impactos del cambio climático", según un informe de las Naciones Unidas. El consumo occidental de dietas ricas en carne y lácteos es insostenible, ya que la población mundial aumentará a 9,1 billones de personas para el año 2050. El informe del Programa Medioambiental de las Naciones Unidas (UNEP) afirma28

Pero cada buena noticia me da una luz de esperanza. Según Paul Shapiro, vicepresidente de la organización "Protección de animales de granja para la Sociedad Humanitaria de los Estados Unidos", se sacrificaron 400 millones de animales menos en 2014 que en 2007. Esto se debe al aumento de la población de los Estados Unidos. Todos los animales que se usan para experimentos, caza, circos, criaderos y que acaban abandonados en refugios están superados por este número. Es un número significativo que sigue aumentando. ¿Se dan cuenta de lo que se obtiene? Que nunca nadie piense que una sola persona es insignificante. A medida que sumamos millones, el océano se desborda gradualmente. Todos somos importantes y todos podemos ayudar a poner fin al sufrimiento y la explotación de los animales no humanos.

Esperanza

Cuando leo que los veganos se están volviendo más populares en todo el mundo, mi ánimo aumenta. Los padres y madres cuyos hijos han decidido ser veganos también están solicitando más información en mi consulta. La juventud representa la esperanza, y si sus hijos reciben una educación que fomente el respeto hacia todos los seres vivos y especies que viven en este planeta, es seguro que el mundo sufrirá cambios. Hace poco escuché que la cadena de comida rápida más famosa del mundo está cerrando sus restaurantes en los Estados Unidos por primera vez. Sin embargo, el número de restaurantes veganos está aumentando rápidamente. La cantidad de personas veganas en el

Reino Unido ha aumentado en un 350% solo el año pasado. En Berlín, Alemania, ya existe la primera "Avenida Vegana" del mundo. Todo tipo de productos están disponibles en todos los restaurantes, cafeterías y tiendas veganas. Además de personas como tú y yo, figuras destacadas del mundo del deporte, celebridades de Hollywood, líderes políticos, cantantes y artistas, chefs internacionales, y otros famosos, están dando un ejemplo vital para nuestra sociedad. Si la reputación mundial tiene un propósito, este sería uno de los factores más significativos.

En España, también estamos logrando avances significativos. Tenemos la suerte de contar con tiendas veganas (de alimentos, cosméticos, ropa y zapatos), hoteles veganos, numerosas opciones de otros restaurantes, etc. en la mayoría de las ciudades y algunos pueblos. Además, están surgiendo academias culinarias veganas que capacitan a chefs veganos. En casi toda

España, los eventos, cursos, charlas y talleres ya son comunes. ¡El veganismo se está volviendo muy popular en todo el mundo! Ahora, cuando les dices a las personas que eres vegano, ya no se preguntan por qué. Todas las personas ahora saben lo que es y la mayoría lo ve como algo normal. No hay muchos que sigan llamándonos extremistas. Esperemos que algún día esa gente sea capaz de ver que el extremismo está en explotar y que está matando an otras especies por nuestros caprichos. Es poco extremista comer de lo que la tierra ofrece sin causar daño a nadie.

El movimiento vegano también está avanzando rápidamente en naciones con una gran tradición carnívora, como Argentina. ¡Estos son claros signos de que las cosas están cambiando en realidad! A pesar de estos importantes cambios, cada día nos invaden las redes sociales con noticias tristes y, en ocasiones, terribles sobre la crueldad hacia los animales no humanos. La crueldad existe hacia todos los seres de este mundo, ya sean animales humanos o no humanos, como ya sabemos. El hombre es como es. Sin embargo, esto no implica que no sea capaz de evolucionar. Si enseñamos a nuestros hijos a respetar a los más indefensos, los que no tienen voz, los que son vistos como objetos de uso en nuestra sociedad, como los animales, tened por seguro que el respeto se extenderá a todos, humanos y no humanos. Quien puede respetar y sentir compasión por alguien que ha sido considerado inferior y sin derechos en la historia de la humanidad, también puede respetar a los demás.

Si alguien te pregunta por qué dedicas tanto tiempo a los animales en lugar de a las personas, probablemente está ocultando su propia culpa, ya que en realidad no hacen nada por nadie. La mejor respuesta es que una cosa no quita la otra, y que se puede respetar y ayudar tanto a humanos como an animales sin dañar a ninguno. La mayoría de los veganos que he conocido también hacen algún tipo de ayuda humanitaria, mientras que la mayoría de los que nos critican con tanta ferocidad no hacen nada. Sobre todo, te aconsejo que seas amable con ese tipo de comentarios y no caigas en la provocación, ya que no conduce a ningún lugar.

Rechazamos la violencia.

La mayoría de los veganos rechazamos la violencia en todas sus formas, y cuando hay ciertos individuos que simplemente buscan ataques, nada funciona. Si estás por la labor, es mejor dejarlos estar y concentrar nuestros esfuerzos en informar cordialmente an aquellos que son abiertos de mente, con quienes se puede dialogar y llevar un debate civilizado. ¡Ser vegano no implica ser activista o persuadir a los demás! Esto dicho, quiero expresar mi admiración y respeto por los activistas que se la juegan ahí fuera, impidiendo actos crueles, filmando con cámaras ocultas, liberando animales y protestando contra las terribles injusticias que se cometen a diario contra los inocentes animales. ¡Bravo por ellos!

Pero para ti, joven vegano que te has convertido por los animales, quiero decirte que el hecho de que muchos lo hagan no significa que todo vegano se convierta en un activista o embajador del veganismo. Hay personas que simplemente quieren vivir su vida en soledad y no quieren discutir el tema con nadie, y se merecen todo el respeto porque cada uno tiene una forma diferente de vivir su vida y sus creencias. A pesar de que la mayoría de nosotros somos impulsados por el deseo de defender an aquellos que carecen de voz, cada individuo tiene su propio mundo y sus circunstancias. Quiero enfatizar este tema porque algunas personas me han expresado su temor a tener que hablar con sus familiares o amigos o persuadir an otros, lo que les hace pensar dos veces sobre ser veganos.

Aunque no tiene sentido, es un excelente ejemplo de la idea errónea que muchos tienen sobre lo que significa ser vegano. Es lo que tiene escuchar todo lo que se dice. Si decides convertirte en vegano, hazlo como quieras; no te sientas obligado a hacer nada, pero sí, te beneficiará mucho el apoyo de tus seres queridos. Proporcionales toda la información que puedas sobre lo que vas a hacer, muéstrales que es completamente normal y saludable, y participa en alguna de tus comidas. Puede tranquilizarlos y apoyarlos, e incluso pueden decidir probar por sí mismos.

Nuestros amigos y familiares

Además, tenga en cuenta que, aunque tus amigos y familiares no estén dispuestos a dejar de comer productos animales de manera definitiva, es importante que conozcan los datos. Estamos salvando más vidas de animales y personas solo con que estas personas reduzcan su consumo. Con esto no quiero decir que las medias tintas son buenas. Mi opinión es que no lo son, pero no estamos allí para predicar ni para obligar a nadie a firmar un contrato. De hecho, es lo peor que podemos hacer, ya que no se puede obligar a nadie a hacer nada. Sabemos que la persona con la que estamos hablando probablemente nunca será vegana, pero si nos ponemos agresivos, no solo no lo será, sino que creará en su mente una imagen de los veganos como poco menos que extremistas extremistas. ¿Qué hacíamos cuando nos decían que algo era malo o nos lo prohibían nuestros padres? ¡Queríamos mejorar aún más! Hazme caso, ese método no suele funcionar.

Por lo tanto, no dejo de insistir en que es preferible que una persona, convencida por nuestro ejemplo positivo, reduzca su consumo de animales parcialmente o gradualmente (porque compruebe los beneficios, por la buena imagen que damos, y no porque estamos machacándoles todo el día) que una persona que dice a todos que el veganismo es una secta porque están cansados de que les ataquemos. Hay individuos, como el activista Gary Yourofsky, que convencen a los veganos con su forma de hablar y presentar la realidad. Sin embargo, deseamos que no todos somos de esa manera. Cada uno de nosotros encuentra su camino en algún momento de nuestra vida, y algunos aún no han logrado hacerlo. Ya lo hará pronto. Aunque algunos no lo harán nunca, no debemos obsesionarnos con esto.

Con estas palabras, no pretendo enseñarte cómo comunicarte, ni mucho menos convencerte de que al ser vegano, debes ser un relaciones públicas vegano. Algunos medios de comunicación patéticos e ignorantes han afirmado que no somos una religión, una secta o un grupo hippie extravagante. Creemos sinceramente que el veganismo es el futuro, que salva vidas de todas las especies, incluida la nuestra, y que es la solución a muchos problemas del mundo, como el cambio climático, el malgasto de recursos y una gran cantidad de hambre en el Tercer Mundo. Quiero compartir mi experiencia desde que me hice vegana para que estés un poco preparado para lo que te encontrarás.

Estos años me han enseñado mucho sobre las relaciones con la gente y las actitudes que funcionan mejor al hablar de nuestra causa y nuestros motivos. No debemos crear una imagen negativa del veganismo porque no queremos que los animales sigan sufriendo. El que ha tenido una mala experiencia o ha sido tratado con agresividad ya no está dispuesto a hacer nada, por el contrario, será el más apasionado detractor que el movimiento pueda tener. Haciendo balance, las experiencias positivas superan con creces a las negativas en mi caso. He conocido a personas más amables y dispuestas que estrechas de mente. Esta fue la decisión más significativa que he tomado en toda mi vida, y siempre agradezco a la vida por haberme dado la oportunidad de cambiar.

Durante mis años como vegana, he conocido a muchos compañeros de camino, pensamientos y valores, y cada uno tiene nuestra forma de expresarse y comunicarse con los demás. Algunos transmiten muy bien, mientras que otros no pueden expresar claramente sus ideas, ya sea porque se sienten ofuscados por los prejuicios de los demás o porque tienen dificultades para expresarse. Cada uno vive la vida de una manera diferente, pero una cosa es clara: el sentimiento de compasión y respeto nos une, y eso es contagioso.

Para que cada vez seamos más los que caminemos hacia un mundo más justo, nuestro más profundo deseo es ver an otros hacer la conexión, igual que lo hicimos nosotros en su momento. ¡¡Qué alegría nos da cuando escuchamos: "¡Me he convertido en vegano!" En cualquier caso, insisto en que la mejor manera de dar un ejemplo positivo y que nos vean llenos de vitalidad, energía, salud y optimismo, sea como sea. El veganismo representa la vida, el respeto y la paz. Me encanta ser vegano. Espero que también lo hagas. ¡Te deseo lo mejor en este nuevo y emocionante camino hacia la salud, la justicia y la paz!

Los ingredientes más comunes en la cocina vegana

La cocina vegana es definitivamente un arte. Como se demostró anteriormente, los ingredientes como la leche, el suero de leche, los huevos y la mantequilla son casi necesarios para ciertas recetas. Sin embargo, de acuerdo con lo que examinamos, las sustituciones son más que apropiadas. Dicho esto, muchos cocineros veganos creen que muchos ingredientes son esenciales. Aquí hay una síntesis de algunos de los más frecuentes.

Los productos de soya

La soya es probablemente la planta más versátil que existe, especialmente cuando se trata de hacer comidas veganas saludables y ricas en proteínas. Aquí hay una lista de productos de soya disponibles:

• Leche soja

Esto está fácilmente disponible y está disponible en una amplia gama de sabores, como vainilla y chocolate.

•Tofu

El tofu se puede encontrar en una variedad de niveles de firmeza, como extra firme o suave.

• Tempeh: es un producto fermentado con una textura sustanciosa y carnosa que se puede usar en salteados y otras comidas.

• Sustitución de carne molida

Para algunos, este alimento de soya es un alimento básico porque puede hacer platos como espagueti a la boloñesa y chile vegano.

• Yogur de soja

Al igual que el yogur regular, contiene cultivos activos y está disponible en una variedad de sabores.

•Miso

El miso es una popular base de sopa rica en enzimas que es una pasta salada fermentada hecha de soya.

• Tamari con salsa de soya
Ambas salsas están hechas de soja.

Edémame.
Estos son frijoles de soya frescos, que se pueden comer solos o en salsa.

queso de soya
El queso de soya tiene una textura similar a la del queso real incluso cuando se derrite.

• Hamburguesas, perritos calientes y salchicha de soya
Los perritos calientes, las hamburguesas y las salchichas para el desayuno son delicias para los veganos.

• Soy un "pollo".
Vienen en una variedad de formas, como nuggets, empanadas y así sucesivamente.

• Proteína de soya

Una excelente manera de aumentar su ingesta diaria de proteínas es con la proteína de soya. Puede agregar una cucharada a su batido matutino o agregarla a recetas como panqueques y panes.

Harina de soja

Este es un producto valioso también, especialmente para hornear.

Esta no es una lista completa de los muchos productos de soya disponibles. Simplemente demuestra lo versátil que es un producto alimenticio. Busco productos de soya hechos con frijoles de soya que no han sido modificados genéticamente.

Los alimentos de soya, sin embargo, tienen sus detractores. Algunos solo los disfrutan en sus formas "tradicionales", como tamari, tofu, tempeh, miso y edemame. Los que se oponen a los productos de soya procesados creen que están hechos para saber a carne o productos lácteos, lo que les impide ser veganos. Además, la mayoría de estos alimentos están procesados, lo que no necesariamente los hace más saludables. Después de considerar los pros y los contras, debe decidir si usarlos o no.

## GRANOS COMPLETOS

Hay una amplia gama de variedades de cereales integrales que vale la pena explorar. Los granos contienen una gran cantidad de vitaminas, minerales, fibra y otros nutrientes esenciales. Incluso contienen proteínas, particularmente quinoa, una antigua fuente de proteínas

grano rico en proteínas. Estos son algunos ejemplos de productos de granos integrales que puede probar:

Centeno, alforfón, quinua, productos de trigo, pasta, arroz integral, avena

Estos se pueden usar enteros o moler en harina. Deberían ser la base de una dieta vegana saludable.

Semillas y nuevas ideas

Estos son otros elementos cruciales para mantener una dieta vegana saludable. Son abundantes en vitaminas y minerales, así como en grasas saludables. Aquí hay una lista de algunas semillas y nueces para probar:

Las avellanas (avellanas), las nueces, las semillas de girasol, las semillas de calabaza, las nueces pecanas, las almendras, los anacardos, las semillas de sésamo, las semillas de amapola, las semillas de lino y las semillas de cáñamo son algunas de las cosas que se pueden comer.

Los puedes comer solos o incorporarlos en recetas.

## LEGUMBRES

Para los veganos, las legumbres son una fuente esencial de proteínas, especialmente cuando se combinan con cereales integrales. Es necesario que se combinen de esta manera para formar una proteína completa. Es importante recordar combinarla si esta es una de tus principales fuentes de proteína.

Estos son algunos ejemplos. Esta lista no es exhaustiva:

Los garbanzos y las lentejas

Los frijoles, los canelones de alubias, los frijoles negros, los frijoles del norte, los black eyed peas y los guisantes partidos son todos tipos de frijoles.

Las legumbres pueden estar enlatadas, molidas en harina o secas. Se debe remojar la forma seca durante la noche para que se ablande. La forma enlatada es conveniente y fácil de usar. La harina también es un ingrediente popular en la cocina salada y los alimentos horneados.

FRUTAS Y VERDURAS

Las frutas y verduras son importantes para la buena salud porque agregan color y variedad a sus comidas. Por ser vegano, toda su dieta se basará en plantas, por lo que necesita obtener sus vitaminas, minerales y nutrientes de frutas y verduras.

Siempre que sea posible, busque productos orgánicos, lo que los hace aún más saludables. Además, los alimentos orgánicos son más beneficiosos para el medio ambiente. Los productos locales de temporada también son mejores porque tienen un sabor mucho más fresco y ayudan a mantener la economía local.

# Los Carbohidratos Simples En Comparación Con Los Carbohidratos Complejos

Los carbohidratos simples y complejos son los dos tipos principales. Para obtener energía, el cuerpo descompone los carbohidratos simples y complejos y luego los convierte en glucosa. Sin embargo, debido a sus distintas estructuras químicas, se descomponen a diferentes velocidades.

El cuerpo descompone y convierte los carbohidratos complejos más difícilmente que los carbohidratos simples. Esto significa que los carbohidratos simples se "absorben" más rápidamente en el torrente sanguíneo. Los carbohidratos complejos tardan más en descomponerse, lo que hace que el cuerpo reciba menos glucosa. La absorción retardada de glucosa de los carbohidratos complejos proporciona al cuerpo una fuente de energía a más largo plazo y mantiene los niveles estables de energía durante todo el día. Esto también te mantiene contento por más tiempo.

La ingesta de carbohidratos simples aumenta los niveles de azúcar en la sangre y libera una cantidad significativa de insulina al torrente sanguíneo. Su nivel de azúcar en la sangre suele bajar bruscamente poco después de un gran pico de insulina. Lo más probable es que experimente una disminución o una sensación de cansancio cuando el nivel de azúcar en la sangre es muy bajo. Por supuesto, esto está lejos de ser ideal si vas de camino al gimnasio, por lo que es mejor seguir una dieta rica en carbohidratos complejos.

El índice glucémico, que asigna calificaciones de 0 a 100 a los alimentos ricos en carbohidratos para indicar cuánto afectará un ingrediente o alimento al nivel de azúcar en la sangre de una persona, puede consultarse para medir el efecto que tendrá un ingrediente o alimento en los niveles de azúcar en la sangre de una persona. Una puntuación de cien equivale a glucosa pura. Los frijoles, la avena y las legumbres tienen un índice glucémico de 55 o menos.

La fruta suele ser dulce pero más compleja que los alimentos con un IG alto, como las papas o el arroz de grano corto. Debido a la composición de azúcar y fibra, la mayoría de las frutas son más complejas. La forma en que el cuerpo absorbe la glucosa de estos alimentos cambia como resultado de esta combinación. Además, las frutas contienen una variedad de vitaminas que mejoran la función y el rendimiento del cuerpo.

Tenga en cuenta que las frutas como los dátiles todavía contienen una gran cantidad de calorías. Estas frutas dulces deben disfrutarse con moderación, especialmente durante una fase de reducción de calorías, que se explicará más adelante en este libro, junto con otras comidas y alimentos.

Sin embargo, los jugos de frutas suelen estar llenos de azúcares y las fibras de la fruta original se eliminan generalmente del jugo. Por lo tanto, los jugos pueden provocar altos niveles de azúcar en la sangre. Los jugos de frutas "sin azúcares añadidos" con frecuencia contienen una gran cantidad de azúcares naturales. Sin la fibra natural de las frutas, no son tan saciantes ni tan dulces como los refrescos.

Ayudará a su cuerpo a mantener niveles estables de energía consumiendo carbohidratos en los momentos adecuados del día. Consumir una comida rica en carbohidratos complejos una o dos horas antes de la sesión de entrenamiento es una excelente manera de garantizar el nivel de energía necesario para el próximo entrenamiento. En este punto del día, tu cuerpo necesitará más energía.

Cuando el objetivo es perder grasa o perder peso, reducir la ingesta de carbohidratos será más sencillo. Muchas personas también encuentran que comer un desayuno rico en proteínas y grasas y abstenerse de comer carbohidratos a primera hora de la mañana es una excelente manera de comenzar el día. Esto les da una sensación de plenitud, lo que puede ayudar a lograr un déficit calórico si se desea.

Grasas

En las últimas tres décadas, los medios de comunicación y la comunidad de nutrición han afirmado que las grasas son dañinas. Pero en realidad, el cuerpo necesita grasa. Por un lado, las vitaminas A, D, E y K, que son solubles en grasa, requieren grasa para absorberse. Para mantener una piel y un cabello saludables, necesitamos grasa, que también sirve como un aislante protector para los órganos vitales.

Hay dos tipos principales de grasa, y ambos son vegetales. Las grasas no saturadas se encuentran en forma líquida a temperatura ambiente y su mayoría se obtienen de fuentes vegetales. Los aguacates, las nueces, las aceitunas y los aceites contienen grasas saturadas vegetales sólidas. En general, estos son más saludables que los productos animales con grasas saturadas, que aumentan los niveles de "colesterol malo". Los niveles de LDL en la sangre deben siempre estar por debajo de 100 mg/dL. Dado que los únicos fuentes dietéticas de colesterol son los productos animales, una dieta de alimentos integrales a base de plantas prácticamente garantiza niveles muy saludables de LDL en la sangre.

El colesterol HDL es moderadamente saludable porque ayuda an eliminar otros tipos de colesterol del torrente sanguíneo. Se recomienda que los niveles de HDL en sangre sean entre 40 y 59 mg/dL. Los alimentos integrales ricos en plantas, como frijoles, legumbres, granos integrales, semillas de lino, semillas de chía, semillas de cáñamo, nueces, aguacates, frutas con alto contenido de fibra y productos de soya, son compatibles con HDL.

Consulte a su médico si desea medir su nivel de colesterol en sangre.

Las empresas con frecuencia producen grasas trans para prolongar la vida útil de sus productos. Las grasas trans son grasas no saturadas que se hidrogenizan para convertirse en grasas saturadas. No hay duda de que las grasas trans son malas y deben evitarse. Mantenerse alejado de las grasas trans será más sencillo si sigue una dieta rica en alimentos integrales.

Omega 3–6

Los ácidos grasos esenciales (EFA), especialmente el alfa-linolénico (Omega-3) y el ácido linoleico (Omega-6), están vinculados al control de la inflamación en el cuerpo. Estos ácidos grasos proporcionan los componentes básicos que su cuerpo necesita para producir agentes que aumentan y disminuyen la inflamación.

Debido a que su cuerpo no puede producir los ácidos grasos Omega-3 y Omega-6, es esencial que consuma alimentos que proporcionen estos ácidos grasos. Estas grasas esenciales desempeñan un papel importante en una variedad de procesos corporales, incluida la regulación de la presión arterial y el desarrollo y funcionamiento del cerebro.

Además, los ácidos grasos son esenciales para las funciones de su cuerpo, incluidos los sistemas respiratorio y circulatorio, que colaboran para hacer circular la sangre y el oxígeno por todo el cuerpo. Los ácidos grasos también son necesarios para el cerebro y otros órganos importantes para la vida. El cuerpo finalmente produce el ácido graso Omega-9 por sí mismo.

El ácido graso Omega-3 ayuda a la función cerebral y previene las enfermedades cardiovasculares. Ayuda a prevenir el asma, el cáncer, la artritis, el colesterol alto, la presión arterial y otros problemas. Consumir semillas de chía, nueces, semillas de lino, semillas de cáñamo y el aceite derivado de estos productos puede satisfacer su necesidad de Omega-3. El aceite de algas Omega-3, que es vegano y contiene un alto contenido de ácidos grasos Omega-3 DHA y EPA, reduce la inflamación y reduce el riesgo de enfermedades crónicas, como enfermedades cardíacas. El DHA mejora la salud ocular y la función cerebral.

Omega-6 está presente en una variedad de semillas, nueces, vegetales verdes y aceites, incluido el aceite de oliva. Los ácidos grasos son esenciales para la función cerebral, así como para el crecimiento y desarrollo normales. Los ácidos grasos omega-6 también promueven el crecimiento de la piel y el cabello, preservan la salud de los huesos, regulan el metabolismo y mantienen el sistema reproductivo en buen estado.

El problema es consumir suficientes ácidos grasos; intente consumir dos veces más ácidos grasos Omega-6 que Omega-3. Debido a que los ácidos grasos Omega-6 son proinflamatorios, si lo hace, evitará la inflamación. La ingesta equilibrada de ambos ácidos grasos es casi garantizada por una dieta que incluya alimentos integrales a base de plantas.

Finalmente, el cuerpo puede producir ácidos grasos Omega-9 no esenciales cuando hay niveles adecuados de Omega-3 y Omega-6, por lo que depende del consumo de otros ácidos grasos. Si su dieta no proporciona suficiente Omega-3 y Omega-6 a su cuerpo, puede obtener más Omega-9 de su dieta o de un suplemento. El aceite de semilla de chía, el aceite de oliva, las nueces y los aguacates son fuentes naturales de ácidos grasos omega-9.

Los troqueles a base de plantas tienen muchas creencias equivocadas. Mi opinión: comer plantas no es saludable.

A las personas les cuesta aceptar ideas que no comprenden. Quiero que reflexione sobre su dieta actual. Es probable que su estilo de vida sea similar al de todos los demás. Comer alimentos a base de plantas tendrá muchos beneficios en comparación con la dieta normal para SAD.

Mis preferencias: Soy vegetariano o vegano.

La idea de que debes ser vegetariano o vegano y mantener una dieta basada en plantas es una idea completamente falsa. El objetivo general es consumir menos carne y comer porciones más pequeñas. No te preocupes si de vez en cuando comes pescado o carne. Su salud mejorará significativamente si cambia su dieta a verduras, frutas y alimentos no procesados. Recuerde comenzar lentamente y cortarlo lentamente si recién está comenzando.

Mi opinión: el consumo de alimentos vegetales es demasiado costoso.

Hay una terrible creencia errónea de que comer de manera saludable implica gastar mucho. La buena noticia es que hay una manera de comer saludablemente sin gastar mucho. El siguiente capítulo abordará este tema. Por el momento, debe tenerse en cuenta que consumirá muchos cereales integrales, legumbres y frijoles. ¡El pescado y la carne son más costosos que todos estos ingredientes!

Mi opinión: una dieta basada en plantas no puede funcionar sin carne.

Al seguir una dieta basada en plantas, esta es una de las principales preguntas que recibirá. Tus amigos se convertirán en nutricionistas de repente y se preocuparán por tu falta de proteína y por no comer carne. En realidad, vaya directamente a la fuente en lugar de comer animales por su proteína.

Mito: Para tener huesos fuertes, necesito leche.

Muchas personas creen que la leche es necesaria para tener huesos fuertes. En realidad, para desarrollar huesos fuertes, necesitamos vitamina D y calcio. Los huesos contienen la mayor parte del calcio de nuestro cuerpo. La falta de calcio en la dieta puede causar osteoporosis más adelante en la vida. Afortunadamente, existe una variedad de métodos para aumentar la ingesta de calcio a través de una dieta basada en plantas. Para mantener su ingesta diaria de calcio, consuma alimentos como leche vegetal fortificada, frijoles, higos secos o batatas.

Mi punto es que ir a base de plantas es demasiado desafiante.

En este punto, tengo más diferencias con los escépticos. Cualquier cambio es extremadamente difícil cuando lo piensas. Muchas personas fracasan cuando empiezan dietas porque no tienen confianza en sí mismos. Por eso tu razón es tan importante. ¿Cuál es la razón por la que estás optando por una dieta basada en plantas? ¿Es debido a problemas de salud?

Los riesgos asociados con la dieta de carne

Aunque aparentemente no vea ningún peligro en la dieta basada en carne, aquí le explicamos cómo afecta su cuerpo y su salud.

La incidencia de problemas cardíacos está aumentando.

El número de pacientes con problemas cardíacos ha aumentado significativamente en los últimos años, según las estadísticas. Cada año, muchas personas mueren debido a problemas cardíacos, y muchas sufren presión arterial alta, hipertensión, colesterol y otros problemas relacionados con el corazón. La dieta rica en carne con grasas y una gran cantidad de nutrición provoca todos estos problemas. Aunque el cuerpo necesita esta nutrición, un exceso puede causar algunos problemas graves. Por lo tanto, estudios de la Universidad de Oxford sostienen que seguir una dieta basada en plantas puede reducir el riesgo de padecer problemas cardíacos. Las dietas como estas pueden reducir las grasas en la sangre y mantener bajo control el colesterol y la hipertensión para que el cuerpo funcione mejor.

## Obesidad

Uno de los problemas más importantes y urgentes de la actualidad es la obesidad. La dieta afecta a muchos adultos, ancianos y niños pequeños. La energía aumenta cuando consumimos un mayor contenido de carne y productos relacionados. Lamentablemente, no consumimos la misma cantidad de energía en actividades físicas. Nuestro cuerpo finalmente almacena la energía en grasas y nos vuelve obesos. Los cambios hormonales y el mal funcionamiento general de los órganos del cuerpo son otras causas de la obesidad. El consumo excesivo de carnes y productos daña nuestros órganos y daña la forma general del cuerpo.

## Diabetes

La diabetes es una enfermedad que se propaga rápidamente y afecta a personas de casi todas las edades. Una de las principales causas de la diabetes es una dieta rica en carne. Puede aumentar el riesgo de desarrollar diabetes tipo 2, lo que puede resultar en una serie de otros problemas y problemas de salud. La diabetes tipo 2 aumenta los niveles de azúcar en la sangre y desactiva la función regular de la insulina en el cuerpo. Puede estar relacionado con insuficiencia renal, ceguera, ataques cardíacos, accidentes cerebrovasculares y otros problemas.

Risgo de contraer cáncer

Cuando se trata de evaluar las posibilidades de cáncer de los alimentos, la carne roja es popular entre los investigadores. Se ha observado que la carne roja aumenta el riesgo de desarrollo de cáncer en el cuerpo humano en un 22 %. Cualquier tipo de carne roja, desde el tocino hasta el bistec, puede ser dañino para la salud si se consume con frecuencia y sin atención.

## Acné

Nuestro estilo de vida también afecta directamente nuestra piel y cara. Lo que estemos consumiendo tiene un impacto en nuestro rostro. Sin importar lo que consumamos, obtendremos resultados instantáneos porque nuestra piel es sensible. El consumo de alimentos animales aumenta el riesgo de desarrollar acné en el cuerpo y la cara. Es debido a las enzimas que se agregan a la dieta que causan acné en la piel y aumentan los niveles de grasa corporal. La carne puede alterar las hormonas del cuerpo, causando pecas y acné con manchas en la cara.

problemas de erección

El consumo de carne causa presión arterial alta y colesterol y daña el corazón y otros órganos. Tiene un impacto en el hígado y reduce el flujo de sangre a los vasos sanguíneos de todo el cuerpo. Además, la condición dificulta el acceso de sangre al pene y al clítoris. El flujo sanguíneo en dichas áreas disminuye, lo que reduce la erección y la excitación del cuerpo. A medida que pasa el tiempo, provoca problemas en la intimidad y las parejas deben lidiar con problemas en su vida sexual. La condición no solo daña la salud física de la persona, sino que también afecta la relación que tiene con su salud mental.

breve duración

Comemos para vivir porque no podemos sobrevivir en este mundo sin comida.

¿Qué ocurre si la comida que consumimos es la causa de nuestra muerte? Para usted, es una noticia impactante, pero es una realidad que es verdadera. Las personas que consumen mucha carne en su dieta tienen una vida útil más corta y mueren antes. Se debe a niveles de inmunidad más bajos, más colesterol o problemas cardíacos, junto con muchos otros problemas, como ácido úrico, dolor en las articulaciones y otros. Todos estos son resultados de una dieta que consume demasiada carne, lo que daña el cuerpo.

# Haciendo El Cambio

Es probable que desee compartir sus nuevos conocimientos nutricionales con su familia si está considerando adoptar una dieta vegetariana. De hecho, como padre, es probable que quiera asegurarse de que sus hijos reciban la mejor alimentación posible. También les enseña por qué comer bien es importante.

Debido a que los niños están aún más tentados por los diversos restaurantes de comida rápida y los comerciales de bocadillos en la televisión, cambiar con una familia puede ser difícil. ¡Es muy difícil combinar verduras con nuggets de pollo y un juguete gratuito!

Debe cambiar gradualmente su dieta y la de su familia. Todo comienza en la tienda. Compre manzanas, plátanos, zanahorias y otros refrigerios deliciosos en lugar de galletas. El arroz blanco debe reemplazarse por arroz integral saludable. Además, debe evitar las guarniciones que están siendo procesadas. Reduzca gradualmente las porciones de carne y agregue más verduras y granos. Hacer este cambio será mucho más sencillo si tiene niños pequeños. Desde una edad temprana, puede enseñarles que las aceitunas son buenos bocadillos y que los duraznos son buenos postres. Ni siquiera conocerán el resto de la comida chatarra hasta que aprendan an amar estos alimentos. Cuando sus hijos estén en la escuela y tengan que aprender a tomar decisiones saludables, se presentará el verdadero desafío.

La idea es cambiar lentamente para que sea más fácil para usted y su familia. Muchos niños cambiarán porque les dices que están salvando la vida animal. Los niños son muy comprensivos y no es raro que se vuelvan vegetarianos solo porque no quieren comer animales.

Sus hijos pueden no darse cuenta de esto en este momento, pero les está haciendo un gran favor que durará toda la vida. En los Estados Unidos, la obesidad infantil es una epidemia. Enseñando a sus hijos a comer de manera saludable, también los preparará para un estilo de vida saludable.

# Un Desayuno Sorprendente Con Zanahoria Y Calabacín

Ingredientes:

Una pizca de clavo, molida
2 cucharadas de néctar de agave
½ cucharadita de canela en polvo

¼ taza de nueces, picadas
1 y ½ tazas de leche de almendras
½ taza de avena cortada de acero
Una pizca de nuez moscada, molida
1 calabacín pequeño, rallado
1 zanahoria, rallada

Instrucciones:

Coloque la leche en una olla y luego agregue la avena, el calabacín, las zanahorias, la nuez moscada, el clavo de olor, la canela y el néctar de agave.

Revuelva, cubra y cocine durante 8 horas a fuego lento.

Agregue las patatas fritas, revuélvelas bien, divida las patatas en tazones y sirva de inmediato.

¡Disfrute!